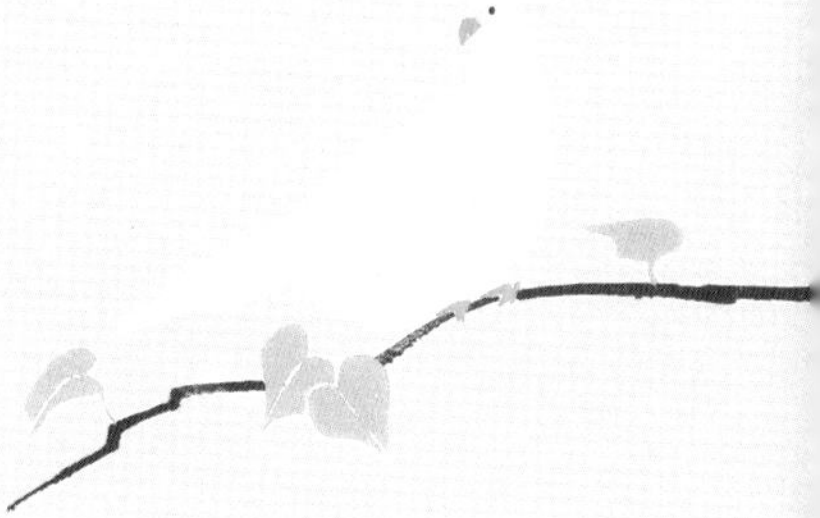

自傷から回復するためのヒント

松本俊彦
国立精神・神経医療研究センター精神保健研究所

講談社

# はじめに

あなたは、自傷している人のことを弱くてダメな人間だと勘違いしていませんか。

あ、いま、私はあなたに「あなた」と呼びかけましたね。本当はそんな書き出しをするつもりではなかったのですが、不思議なことに思わず「あなた」という言葉が出てしまいました。

私がいまあなたに「あなた」と呼びかけたとき、真っ先に思い浮かんだのは、ひそかに自傷を繰り返している人たちや、かつて自傷をしたことがある人たちのことでした。これまで自分が治療してきた自傷患者さんのなかには男性もいますが、数でいったらやはり女性の方が多いこともあり、「あなた」でイメージしている相手は何となく女性であるような気がしています。

いずれにしても、私は、構想の段階から、この本が自傷の当事者に読んでもらえるものになったらいいと考えていました。そういう意味では、私が「あなた」という書き出しでこの本をはじめたのは、私の目的にかなっていますし、自然な気がします。

でも、私が「あなた」と呼びかけたとき、それ以外の人たちのことも考えていた気がします。それは、実際には自傷をしたことはないけれど、「自傷する人たちの気持ち、何かわかる気がする」という人たちです。それから、自分は自傷をしたことはないし考えたこともないけれど、身近に自傷する人がいて、「自分にできることは何か」と考えている人たち——女性だけではなく、男性もいます——です。私は、できることならばそういった人たちにも、本書を手に取り、読んでほしいと願っています。

そんなわけですから、本書のなかで「あなた」という呼びかけを使うのをお許しください。私が「あなた」と呼びかけるとき、自傷の当事者・経験者の方を見つめていますが、しかし同時に、自傷をしたことはないものの、自傷する人にシンパシーを感じ、味方になってくれている人たちのことも意識しています。私は本書を、そのような人たちすべてに語りかけるようにして書き進めたいと思っています。

自己紹介が遅くなりました。私は精神科医です。もともとは薬物依存を専門とする精神科医でしたが、ある時期、多数の自傷を繰り返す患者さんの治療を担当する機会があり、自傷という現象の不思議さに関心を抱くようになりました。以来、自傷に関するさまざまな研究にも取り組んでいます。

すでに私は、自分の臨床経験や研究成果をもとにして、自傷に関する本を3冊書いています。そのなかで、自分の考えはすべて語り尽くしたつもりなのですが、いまだに一つだけ心残りがあります。それは、それらの本はいずれも研究者や援助の専門職、あるいは自傷する人のご家族に向けたものであり、自傷の当事者に向けて書いた本ではないということでした。

「いつか自傷する人たちに向けて本を書いてみたい。それもエビデンス（実証的証拠）とか学術的な厳密さとかにあまりこだわらず、自分が診察の際に患者さんに伝えてきたことをそのままとめたような一冊を。それは、おおぜいの患者さんが明日からの生活にすぐ役立てられるものになるはず。自分が直接診察できる患者さんの数はかぎられている。でも、本ならば……」

恥ずかしながら、ずいぶん前からこんな不遜なことを漠然と考えていましたが、言うは易《やす》く行うは難し、です。いざ書こうとすると、これがなかなかむずかしいのです。何を書いてもピント外れのような気がして不安に苛《さいな》まれるからです。

でも、やっぱり挑戦してみようと思います。そう思い立って、いま、書きはじめたところなのです。

もう一度、最初からやり直しましょう。

あなたは、自傷している人のことを弱くてダメな人間だと勘違いしていませんか。あるいは、とても人様に自分の本当の姿を見せることなどできない、恥ずかしい存在、それとも、大してつらくもないのに表現が大げさで人騒がせな人間だ、などと決めつけてはいないでしょうか。

私はそんなふうには思いません。それどころか自傷する人はすごく自分に厳しくて、根性のある人が多いとさえ感じています。

これはお世辞でもないですし、ましてや茶化しているつもりもありません。

なぜなら、リストカットなどの自傷の多くは、ある意味で「前向きな理由」から行われているからです。たとえば、「疲れた身体に鞭《むち》を打ってさらにがんばるため」、「つらさにめげないため」、「泣き言をいわないため」、「自分に気合いを入れるため」、「自分を罰するため」、「いきなりぶち切れて相手をフルボッコにしないため」、「死なないために」……などなど。もちろん、その方法が最善かどうかは別途検討する必要はありますが、理由そのものは前向きなものばかりです。いずれも、困難な状況に踏ん張り、苦境を乗り越え、自分を律し、感情をコントロールし、直面する現実的な問題から逃げないようにする態度なのではないでしょうか。少なくとも弱くてダメな人がとる行動ではないと思います。

もう一つ、自傷をする人がダメな人ではないことを説明する理由があります。それは、そもそも自傷経験のある人は意外に多いという事実です。

事実、刃物で自分の身体を傷つけるという方法による自傷（「切る」タイプの自傷）だけを取り上げてみても、10代の若者のおよそ1割は少なくとも1回はやった経験があることがわかっています（Matsumoto & Imamura, Psychiatry and Clinical Neurosciences, 2008）。この数はアメリカでもヨーロッパでも大体同じで、地域や学校による違いも、親の職業や経済的状況による違いもありません。しかも、その1割の経験者のうちの、およそ6割は、10回以上、刃物で自分の身体を切ったことがあるというのです（山口・松本『精神医学』２００５）。

結構、すごい数と思いませんか。だって10人に1人という割合ですよ。1クラス30人の学校であれば、そのうちの３人が少なくとも1回は切るタイプの自傷をしたことがある計算になります。そして、10回以上やったことがある人は1人か2人はいるわけです。この1クラスに3人という数は、体育祭やスキー合宿でケガをする人よりは大きい数字ではないでしょうか。

それから、自傷するのは女性だけではありません。意外に思うかもしれませんが、女性よりは少ないですが、男性でも切っている人はいます。女性よりも少ないのは、男性が自傷する場合には、「皮膚を切る」よりも、「こぶしで壁を殴る」とか、「固い家具に身体をぶつける」、「壁に頭をぶつける」といった方法を好む傾向があるからです。この方法だと、ちょっと自傷って気づきにくいですね。どちらかというと「自傷」よりも「自分に対する暴力」に近い行動という印象を持つ人もいるでしょう。

いずれにしても、自傷は比較的ありふれた行為です。でも、一般の人はあまりそのことを意識しないで生活しています。

なぜ意識しないのでしょうか。見て見ぬふりをしているのでしょうか。そうではありません。自傷しているあなたなら思いあたるでしょう。あなたはできれば自傷のことを人に知られたくないでしょうし、友人にも話したくないのではないでしょうか。うっかり友人に話をしてしまえば、「頭がおかしい人」とか「キモい」などといわれて、みんなが引いてしまうことを恐れているのかもしれません。あるいは、いま現在、自分が傷ついていること、苦しい状況にあることを知られたくないからかもしれませんね。でも、おそらく一番の理由は、「関心を引こうとしている」とか、「誰かの真似をしている」などと、不名誉な誤解を受けるのを避けたいからではないでしょうか。

私は、いま、この本を手に取っているあなたのことを、とても勇気がある人だと思います。だって、あなたは「変わろう」としているからです。「変わる」ことは前に進むこと、向上心のあらわれです。もちろん、いますぐ「変わろう」と思っているわけではないかもしれないですが、「このままではいけない」と感じていて、「いつかは変わりたい」、あるいは「変われたらいいな」と考えているのではないでしょうか。

いまはその気持ちで十分です。変わろうとするのは勇気の要ることです。でも、行動はそんなに急には変えられませんし、急に変わることの弊害もあります。私はあなたにゆっくり変わることをお勧めします。手始めに、まずは気持ちを持つことからはじめてみましょう。不思議なことに、それだけでも少しずつ行動は変化するものなのです。

お願いしたいのは、心を開いて耳を傾けることです。

もしかしたらあなたにとって、世の中は「敵」と「味方」の二つに分かれているのかもしれません。けれども、しばらくのあいだでけっこうですから、世の中の人たちを「敵」と「味方」とか、「あっち側」と「こっち側」みたいに二つに分けるのはやめにしましょう。いまはまず、まっさらな気持ちでこの本を読み進めてみてください。

# 自分を傷つけずにはいられない——自傷から回復するためのヒント　目次

## 第5章 「嫌なことを忘れたい」——物質乱用・依存と過量服薬



## 第6章 「食べるのがこわい」「食べるのがとまらない」——摂食障害



### ピアスとタトゥ——ボディモディフィケーションは自傷？

## 第9章 自傷にいたるパターンと対処法

## 第10章 現在の生活を見直す



## 第11章 もしも精神科医にかかるなら

第Ⅰ部

# 自分を傷つける生き方を理解する

第1章

# 死ぬためじゃないし、アピールのためでもない

## 自傷の方法

冒頭からいきなり率直な質問をさせてください。

あなた自身、あるいはあなたの身近な人は、どのような方法で、どのような道具を用いて、そして身体のどの部位を傷つけていますか。

自傷に用いられる方法として最も多いのは、「刃物で皮膚を切る」というものです。これにはリストカットなどが該当しますね。

でも、他にもいろいろな方法があります。「火のついたタバコなどで自分にやけどをさせる」、「自分を殴る」、「自分の身体を噛《か》む・かじる」、「鋭利なもので皮膚を突き刺す」、「手や指

をホチキスで傷つける」、「頭を壁にぶつける」、「硬い家具などに身体の一部をぶつける」などがあります。研究者によっては、「皮膚をむしる・治りかけのかさぶたをはがす」や「爪を噛む」というのも自傷の一つとして捉える人もいますし、めずらしい方法としては、注射器を用いて「瀉血《しゃけつ》する」というのもあります。

自傷する身体部位としては、「手首」と「腕」が最も多く、次いで、「手のひら」、「手の甲」、「手の指」、「太腿《ふともも》」、「脛《すね》」、「胸」、「腹」などです。また、自傷に用いる道具としては、「カッター」、「カミソリ」、「ナイフ」、「壁（拳《こぶし》で殴ったり、頭をぶつけたりする）」、「コンパス」、「筆記用具」、「自分の爪」、「自分の歯」などがあります。

このように自傷の方法や傷つける身体部位、用いる道具を見ていると、何か気づかないでしょうか。そう、誰がどう考えても、ただちに生命にかかわるような方法ではないってことです。それが自殺との違いです。

自殺に用いられる手段として一般的なものは、わが国の場合、「縊首《いしゅ》（首を吊る）」が最も多く、次いで「高いところから飛び降りる」や「動いている乗り物（電車や自動車）に飛び込む」といった方法です。海外であれば、「ピストルで自分を撃つ」という方法も少なくありません。いずれも生命に深刻な危害を加える方法であり、人生において、何回、何十回と繰り返すことのできる方法ではありません。

このことから何がいえるでしょうか。

自傷に用いられる手段・方法は、いずれも「死ぬ」という目的を成就させるには効率の悪いものであり、自傷する人は、おそらく死ぬための手段として自傷をしているわけではないということです。なかには、日頃から「消えたい」、「いなくなりたい」、「死にたい」という気持ちを抱いている人もいますが、だからといって、自傷することで死ねるとは思ってはいません。「死んでしまいたい」という気持ちと自傷とは、微妙に次元の異なる話なのです。ときどき自傷する人のことを、「本当のところ、あいつは死ぬ気なんかないんだよ」などとわかったような口調で批判する人がいますが、それはまあその通りです。自傷する人は、そもそもの最初から「その行動で死のう」などとは考えていません。むしろ「それくらいでは死ぬことはない」と予測して、その行動におよんでいる、と理解すべきなのです。

## 自傷する理由

それでは、なぜあなたは、あるいは、あなたの身近な人は自傷するのでしょうか。

自傷について何も知らない人はこういいます。「あれは人の関心や注目を集めたいからなんだよ」、「アピール的な行動なんだよ」、「かまってちゃんなんだよ」と。

でも、そんなふうに断言してよいのでしょうか。私の知るかぎり、きちんとした学問的な方法で、「自傷は周囲の関心を集めるために行われる」ということを証明した研究は、古今東西を見わたしてもどこにもありません。それどころか、信頼できる研究は、「繰り返される自傷の約96パーセントはひとりぼっちの状況で行われ、しかも、行ったことは誰にも報告されない」ということを明らかにしています。また、中学生・高校生の約1割はリストカットなどの自傷をしたことがありますが、そのうち、学校の先生が「この生徒は自傷をしている」と気づいているのは、わずか30分の1にすぎないのです。

こうした事実のどこから、「自傷はアピールのためにやっている」と結論できるのでしょうか？　もしも本当に多くの人にアピールしたいのであれば、人前ですべきです。たとえば、休日の渋谷駅前のスクランブル交差点や新宿駅構内で行えば、なるほど多くの人にアピールできるでしょう。しかし現実には、96パーセントの人はひとりぼっちの状況で自傷し、しかもそのことを誰にも告げていません。

私が何をいいたいのかわかりますか。

ときどき、「自傷はアピール的行動だ」、「自傷するやつはかまってちゃんだ」などとわかったふうのことをいう人がいます。もちろん周囲の関心を引くための自傷もあるでしょうが、自傷全体がそうであるとはいえません。そのような断定は、非科学的な、ほとんど迷信とか妄想とかのレベルの思い込みといってよいでしょう。むしろ自傷の多くは、周囲の目を避けて行われるもの——つまり、アピールするためのものではないと理解すべきでしょう。

## 孤独な対処策

それでは、自傷が周囲にアピールするためのものではないとしたら、一体、何が目的なのでしょうか。

私が以前、リストカット経験のある若者を対象にして行った調査では、約6割が自傷する理由として、「不快感情をやわらげるため」をあげていました。

ここでいう不快感情とは、激しい怒りや恐怖感、不安感、緊張感、絶望感などのことです。なかには、「うまく名づけられないけど、とにかく強烈な感情」とか、「自分が自分でない感じ、生きているのか死んでいるのかわからない感覚」と表現する人もいます。簡単にいい直せば、「自分では手に負えないつらい気持ち」といってよいと思います。

もしもあなたが、10代の若い子から、「自分では手に負えないつらい気持ちになったら、どうしたらよいか？」と質問されたとしましょう。その場合、あなたはどのように答えますか？　まさか「がんばれ」とか、「根性で乗り越えろ」とか、「歯を食いしばれ」とかではないですよね？　だって、「自分の手に負えない」ほどつらいんですよ。

私はその答えは一つしかないと考えています。それは、「はじめに」でも触れたように「人に助けを求めなさい、誰かに相談しなさい」というものです。しかし、それにもかかわらず、自傷する人たちの多くは、誰の助けも借りずに、誰にも相談せずに、自分ひとりでそのつらい気持ちを解決しようとする傾向があります。このことは、自傷は**孤独な対処策**として行われるものであって、アピールとはむしろ正反対であることを意味します。

自傷する人たちが人に相談したり、助けを求めたりしないのには、それなりの理由があるのだと思います。たとえば、自分の周囲に本人のＳＯＳを受け止めてくれる、信頼できる人がいないからかもしれません。あるいは、信頼できる人はいるけれど、「自分には価値がない」、「自分は生まれてくるべきではなかった」、「自分なんか生きてちゃダメだ」という思い込みが強くて、誰かの時間を自分のために費やさせてはいけないと考えている可能性もあるでしょう。なかには、過去には相談したり、助けを求めたこともあったけど、何の助けにもならなかった、あるいは、余計ひどい目に遭ったという体験をしている人もいるでしょう。

あなたならば、こんなふうに人に相談したり、助けを求めたりできない人の気持ちがよくわかるのではないでしょうか。

実際、診察室で患者さんに自傷する理由を聞くと、多くの人はこう答えます。「イライラしたときに切りたくなる」、「強い感情に襲われたときに無意識のうちにカッターを探している自分がいる」、「自傷は私の安定剤」、「自分でも気づかないうちに切っていて、傷口から流れる血を見ると、ホッとして我に返った」などなど。なかには、「生きるために切っている」とか、「死なないために切っている」という人もいます。たぶん、彼らにとって、自傷は「死にたいくらいつらいいま」を生き延びるのに役立っているのでしょう。

たまに、「スッキリする」、「スーッとして気持ちがいい」、「元気になる」という人もいますね。こういういい方ってちょっと誤解されやすいですね。だって、まるで自傷が「快感」みたいに思われそうじゃないですか。

でも、本当はちょっと違うんじゃないかなと思っています。むしろ、自傷がもたらす、苦痛がやわらぐ感じ、あるいは安堵感や解放感を快感と思ってしまうくらい、毎日の日常がつらいのではないでしょうか？

つまり、自傷する人にとって、切ってない時間というのは、まるで心が分厚い雲によって覆われているのにも似た状態なんじゃないかと思うのです。でも、切った瞬間だけその雲がわずかに途切れ、その切れ目から陽光が差し込み、少しだけホッと息継ぎができる感じがするわけです。とてもありがたく、貴重な感覚です。それを、彼らは「ホッとする」、「スッキリした気分になる」、「元気になる」という言葉で表現しているのだと思います。

いずれにしても、自傷が持っている、苦痛から一時的に解放される感覚は、一種の報酬効果として作用します。だからこそ、この報酬を求めてしばしば自傷は繰り返され、習慣化、常習化しやすいわけです。

## 他者を意識した自傷

もちろん、人が自傷するのには他にも理由があるでしょう。

先ほど私は、自傷はアピール的な意図から行われるわけではないといいましたが、実はアピール的な自傷もあるにはあるのです。

実際、私が行った自傷の理由に関する調査では、2割弱の人が自傷する理由として、「人にわかってもらいたい、気づいてもらいたい」、「(誰かに)自分のつらさを思い知らせたい」、「(誰かの)行動を変えてもらいたい」というものをあげていました。こうした理由から行われる自傷は孤独な対処策とはちょっと違って、「他人の存在」や「他人の視線」を意識しているといえますね。その意味では、アピール的な自傷といってよいでしょう。

2割という数字を多いととるか少ないととるかは人によるでしょうが、私は、この数字は、一般の人が思っているよりはるかに少ないと思います。

孤独な対処策としての自傷と同様、アピール的な自傷にもそれなりのメリットがあります。人に言葉ではっきりと自分の気持ちを伝えることが苦手な人にとって、自傷は便利な方法です。瞬時にして相手に自分の気持ちを伝えることができますし、相手に自分の気持ちを拒む余地を与えない強烈さがあります。

たとえば、ムカつく相手に暴力を振るえばやり返される危険が伴いますし、言葉で攻撃してもさらに辛辣な言葉で反撃され、かえって心が深手を負うおそれがあります。しかし、自傷という方法ならば、反撃の心配はありません。何しろ、少なくとも最初のうちは、自傷によって相手は意味不明の罪悪感を抱かされ、反撃する気力を失っています。ちょっとだけ意地悪ない い方をすると、自傷は、憎らしい相手を打ちのめすには効果的な方法といえる面があります。

また、「自分には価値がない」、「自分は誰からも必要とされていない」、「自分は無力だ」と思い込んでいる人のなかには、周囲が自分の意を汲んで動いてくれる状況をうれしいと感じる場合もあるでしょう。だって、「ああ、自分はここにいてもよいのかな」と、少しだけ感じることができるでしょうから。それに、「自分がつらい状況にあっても言葉で人に助けを求められない」という人ならば、自傷することで助けが得られる可能性もあります。その意味では、アピール的な自傷にもメリットがあります。

でも、そんなふうにアピール的な自傷をしている人たちでも、実は最初からその理由で自傷していたわけではありません。むしろその多くの人たちは、最初は「不快感情をやわらげるために」、つまり、孤独な対処策として自傷をしていました。しかし、繰り返すうちにエスカレートし、服で隠れない部位を切ってしまったり、深く切りすぎてしまって大量の出血となったりして、周囲の人に気づかれてしまったのです。

誰かの自傷に気づいたときって、一般の人はどんな反応をすると思います？

大抵は、「驚く」、「怒る」、「過度に優しくなる」、あるいは、「何と言葉をかけてよいのかわからず見て見ぬふりをする、スルーする」といった反応です。こうした反応って、自傷した本人からするといずれも不自然でインパクトの強いものです。このような他者の反応にさらされるなかで、自傷した本人は「自傷が持つ他者に対するパワー」を学習し、それまでの孤独な対処策としての自傷から、他者の視線を意識したアピール的な自傷へと変化していくのです。

いいかえると、こうなります。アピール的な自傷はあくまでも孤独な対処策としての自傷がエスカレートするなかで、二次的に派生するものであって、自傷の本質的な理由とはいえません。私は、自傷の最も本質的な理由はやはり孤独な対処策であると考えています。

## 自傷と自殺の違い

ここで、自傷と自殺の違いについて整理しておきましょう。

自殺というのは、あたかも監禁された人に残された最終的な唯一の「**脱出口**」のようなものです。さまざまな苦痛や困難に追い詰められる状態が長く続き、自分なりに解決しようと努力したもののよい結果が得られず、生きているかぎりこの苦痛や困難から逃れることができない――そう悟ったとき、人はある選択肢が脳裏に浮かぶのではないでしょうか。「一つだけこの苦しみから解放される方法、楽になれる方法がある。それは、自分の**意識活動を完全に終わりにする**ことだ」と。

あるいは、自殺を考える人にとって、「死」とは、出口を巨大な岩石で塞《ふさ》がれた暗い洞窟のなかで、やっと見つけた一条の光のようなものなのかもしれません。「その光の差し込む穴は外界に続いている。その穴を掘り広げれば、光に満ちた安心できる場所に行けるのだ」という具合です。

そして、その着想がやがて確信に変わる頃には、まだ試していない解決策があったとしても、それはまったく見えなくなります。意識の視野はまるでカメラレンズの視野を絞るように、「死という脱出口」に向けて収斂《しゅうれん》し、他は一切目に入らなくなります。深刻な場合には、周囲の声かけや心配する気持ちも耳に届かなくなります。

一方、自傷は、**「正気への再入場口」**にたとえることができます。死にたいと思うくらい強く、衝撃的な出来事に遭遇しても、その行動をとることにより、『つらい』と感じる**意識状態を変化させる**」ことができるわけです。

たとえば、ある自傷を続けてきた女性に、長く交際している恋人がいたとしましょう。自分にはこの人こそが運命の人、赤い糸で結ばれている人と信じて交際を続けていたのに、あるときその恋人には他に女がいることが発覚しました。しかも、その女とは数年前に結婚していて、実は子どももいて……。

当然、その女性はものすごいショックを受けます。激しい怒りと絶望のあまり、いますぐこの10階の窓から身を投げたい衝動に駆られます。でも、女性は、身を投げるかわりにザクザクと派手な自傷をします。すると次の瞬間、激しい感情はたちまち鎮まり、冷静さを取り戻すわけです。「まあ、いいや。考えてみれば、別に男はあいつだけじゃないし……」。つまり、この女性は自傷をすることで、嵐のように吹き荒れる激しい感情をコントロールし、意識状態を変化させることに成功し、少なくともその時点では自殺を回避することができたのです。「正気への再入場口」とはそういう意味です。

もちろん、他者の目を意識したアピール的な自傷にしても、やり方が妥当かどうかはさておき、それは周囲に自身の苦境を伝え、援助を要請する行動です。その意味では、意識状態の変化と同様、一時的に困難を解決もしくは緩和する効果が期待できるわけです。

こうして見てみると、自傷と自殺はずいぶんと異なる現象であることがわかっていただけるかと思います。

ただし、注意しておいてほしいことがあります。たとえば、典型的な自傷であるリストカットにしても、少数とはいえ、死ぬためにリストカットをする人もいるのです。私の調査では、自傷経験者の2割弱が、自傷の理由として、「死のうとして」をあげていました。そのような人たちの特徴は、年齢が若く、自傷回数が非常に少ないか、初回の自傷をしたばかりの人というものでした。

たとえば、小学生や10代前半の子どもの多くは、まだ大きなケガや病気をした経験がないので、どのくらい自分の身体を傷つけたら生命的な危機に瀕するのかが十分に理解できていません。ですから、たとえ客観的には軽症の傷であったとしても、当の本人は、その傷で「死ねる」と真剣に信じていることもありえます。そのような場合には、その自分を傷つける行動を自傷と呼ぶことはできません。それは自殺と考えるべきです。

結局、自傷と自殺とを区別するのは、何を意図して行っているかなのです。死ぬことを意図して行われ、本人も本当にそれで死ねると予測していたならば、傷の軽重にかかわらず、それは自殺なのです。

それでは、自殺の意図から自分の身体を傷つけた人が、その行動を誰にも気づかれず、そして、その人が抱えている苦痛や困難も誰にも気づかれなかった場合、その後どのような経過をたどるでしょうか。

おそらく次の二つの可能性が考えられます。一つは、死ぬことに失敗した代わりに、自分の身体を傷つけることでそれまで抱えていたつらい気持ちがやわらぐことを発見し、今度は「生きるため」に自傷を繰り返し、習慣化させていくという可能性です。そしてもう一つは、次はより危険で致死性の高い手段を用いて自殺を試みるという可能性です。

## 自傷の定義

そろそろ話をまとめましょう。

自傷とは何でしょうか。

学問的な言葉を用いれば、次のように定義できます。

「自傷とは、自殺以外の目的から、非致死性の予測をもって（「このくらいであれば死ぬことはないと予測して」）、故意に自らの身体に直接的に軽度の損傷を加える行為のことであり、その行為が心理的に、あるいは対人関係的に好ましい変化をもたらすことにより、その効果を求めて繰り返される傾向がある」

この定義のなかに「直接的に」という表現が入っていることに注意してください。後でくわしく説明しますが、この表現は、アルコール・薬物依存や摂食障害のように、ゆっくりと時間をかけてじわじわと自分を傷つける行動と、リストカットなどの自傷とを区別するために追加しています。

アルコール飲料をたくさん飲むことや不健康な食生活は、健康を損なうという意味で、広義の自分を傷つける行動といえます。飲酒や食事を抜くのを1回したからといって、ただちに健康が損なわれるわけではありません。あくまでも長期間続けることで害が蓄積した結果、健康被害が生じ、生命に危険をおよぼすこともあるということです。この「長期間」というのがどのくらいの回数を指しているのかはっきりしませんし、体型の変化はさておき、身体損傷は外から観察できない身体内部——たとえば内臓——に生じます。そのため、行為の結果を正確に予測することは困難です。

とはいえ、自傷する人のなかには、アルコールや薬物の乱用・依存、あるいは摂食障害を持っている人も少なくありません。アルコールや薬物の過量服用におよぶ人もけっこういます。このことからも、アルコール・薬物依存（あるいは過量服用）と摂食障害は、狭義の自傷とは異なるものの、自傷と密接に関連する問題といえるでしょう。

いずれにしても、右にあげた定義は、自傷という現象を理解し、自傷と広義の自分を傷つける行動とを区別するうえでとても大切なものです。ですから、一応、頭のなかにとどめておいてください。

# 第2章　「鎮痛薬」としての自傷

## 携行できる「鎮痛薬」

飲酒であれ、薬物乱用であれ、あるいはギャンブルであれ、何らかの行動が繰り返されるのは、そうした行動が本人に何らかのメリットをもたらすからです。そのメリットとは、必ずしも快感や陶酔感のようなものとは限りません。痛みや不安、不眠、あるいはつらい感情のような苦痛をやわらげるという効果も、人がある行動を繰り返す十分な理由となります。

そして、すでに述べたように、典型的な自傷には「不快感情をやわらげる」効果がありま す。だからこそ、自傷する人はその効果を求めて自傷を繰り返すのです。

あなたはどうでしょうか？　もしもあなたの場合も、自傷には「不快感情をやわらげる」効果があるならば、あなたにとっての自傷とは、あたかも旅先で急に頭痛や歯痛に襲われても大丈夫なように携行する「鎮痛薬」のようなものなのかもしれませんね。

ある患者さんは私にこういいました。

「誰かの予期せぬ発言で傷つけられたり、侮辱されたりして激しく心が痛んでも、自傷するためのカッターナイフさえあれば安心なんです。すぐさまトイレに駆け込んで、カッターナイフの刃を腕や太腿の皮膚に押しつければいいんです。そうすれば、私はすぐに立ち直り、元気を取り戻して、いつもの自分を保てます」

特に、過去のつらい記憶――思い出したくないし、とても人に話したりできない記憶――に縛られ、振り回されている人にとっては、自傷は頼りになる頓服薬《とんぷくやく》となっているのかもしれません。というのも、そのようなつらい記憶は、まったく何の予兆もなく、不意に脳裏によみがえってきては、人を恐怖に凍りつかせ、パニックに陥れるからです。でも、そんな事態に遭遇しても、自傷があれば、その人は我に返り、落ち着きを取り戻すことができるのかもしれません。

そのような体験を重ねるなかで、自傷する人はある揺るぎない信念を固めていくことがあります。それは、「人に助けを求めても無駄だし、人なんかあてにならない。というのも、人は必ず私を裏切るからだ。でも、リストカットは決して私を裏切らない。カッターナイフさえあれば、私は何があっても自分を見失わず、自分をコントロールできる」というものです。

## なぜ「身体の痛み」が「心の痛み」を鎮めるの？

ここまでの私の説明を聞いて、あなたは疑問を感じたのではないでしょうか？　「なぜ自分の身体を傷つけるとつらい感情が軽減するのか」と。

もっともな疑問です。しかし、これについては、興味深い科学的知見があります。

1980年代前半に、ある研究者のグループが興味深い研究結果を報告しました。習慣的に自傷を繰り返している人を研究室に集めて血液を採取し、自傷したことのない人の血液とそのなかの成分の違いを調べたのです。その結果、習慣的に自傷している人では、血液中のエンケファリンといわれる物質の分解産物が高濃度に認められたのです。しかも、より最近に自傷を行った者、また、より頻回に自傷を行っている者ほどエンケファリンの分解産物の濃度が高いことがわかりました。

エンケファリンとは、脳内に存在するモルヒネ様（麻薬性の鎮痛物質。アヘンやヘロインも同じ種類のモルヒネの仲間です）の物質です。通俗的な呼び方をすれば、「脳内麻薬」となります。

この分解産物の血液中の濃度が高いということは、それが脳内で大量に分泌されたことを意味します。

この脳内麻薬には私たちもしばしばお世話になっています。たとえば、私たちが骨折などの外傷を負ったとき、あるいは、妊婦さんが分娩する際に脳内で分泌されることで、鎮痛効果を発揮します。そのおかげで、私たちは痛みのあまり気を失ったりせずにすみます。また、妊婦さんも最後まで安全に分娩を行うことができるわけです。

有名なのは、「ランナーズ・ハイ」と呼ばれる現象です。走りはじめには苦しいと感じていたランナーが、走っているうちにだんだんとリズムがとれてきて、苦痛を感じなくなります。それどころか、一種の快感や恍惚感のようなものさえ体験することがありますが、これが「ランナーズ・ハイ」です。この現象を引き起こしているのは、β－エンドルフィンという、エンケファリンと同じ仲間の脳内麻薬なのです。

要するに、先に述べた実験の結果は、習慣的に自傷している人の場合、自傷をすることで脳内のエンケファリン産生が刺激されており、その結果、「心の痛み」が緩和されている可能性を示しています。

## コントロールできない苦痛とコントロールできる苦痛

今度は視点を変えて、自傷する人本人の言葉にもとづいて考えてみましょう。

これまで私が出会った自傷をする患者さんの何人かが、自傷する理由について、偶然にも同じ説明をしてくれました。それは次のような内容です。

「私は心の痛みを身体の痛みに置き換えて、目に見える形にしているんです。だって、心の痛みって怖いじゃないですか？　何が何だかさっぱりわからないし、どうしていいかわからない。でも、自傷して身体に傷をつければ、『あ、ここに傷があるから痛いんだ』って自分にいい聞かせることができるんです。それで、心の痛みに蓋をすることができるんです。そう、身体の痛みで心の痛みに蓋をしているんですよ」

この言葉面をたどっただけではほとんど意味がわかりませんね。でも、治療を長く続けているうちに見えてきます。

実は、このように語る患者さんたちのほとんど全員が過酷な過去の歴史――いずれも虐待やいじめ、家庭内で起こった深刻な悲劇です――を持っていました。しかし、そのことに私が気づいたのは、たいていの場合、治療をはじめて何年か経過してからでした。それまでは、患者さんたちの記憶は厳重に「蓋」をされ、自分の生活史から削除されて、完全に「なかったこと」にされていたのでしょう。やや大げさないい方をすれば、それらの出来事を忘れているだけでなく、忘れたことさえ忘れているような感じでした。おそらくそうすることで何とか生き延びることができた面もあるのだと思います。

しかし、何かの拍子に——たとえば、現在、何かつらい出来事に遭遇したことをきっかけにして、その「蓋」が勝手に開きかけてしまうことがあるようでした。その蓋が開いた隙間からのぞくのは、自分が体験した覚えのない痛みの記憶だったわけです。

その出来事の記憶は生活史から削除されているものです。ですから、当然ながら、自分のなかで意味づけがなされていませんでした。現実なのか夢なのかさえ定かではない、そのような意味不明の出来事の情景です。しかし、その情景は心を凍りつかせ、パニックに陥れる威力を持っていました。つまり、その心の痛みは、**自分では説明できない、そして、コントロールすることもできない痛み**だったのです。それは、一刻も早くその痛みから意識をそらさないと、混乱した自分が何をしでかすのかわからない、いますぐにでも死にたいという衝動に駆られかねないものでした。

そんなときに身体の痛み＝自傷が役立ったようなのです。つまり、同じ「痛み」という強い刺激によって意識をそらすことができるようなのです。この身体の痛みには、心の痛みとは異なる特徴があります。それは、**自分で説明することができ、コントロールもできる痛み**であるという特徴です。そしてそこには、確かな「自分が手綱《たづな》を握っている」という感覚もあります。その感覚には、おそらく身体的疼痛というデメリットを補ってもあまりあるメリットがあるのでしょう。

## 「見える傷」の背後にある「見えない傷」――過去の過酷な体験

ところで、ここまで自傷の「鎮痛作用」について説明するなかで、自傷する人たちが抱える子ども時代の過酷な体験について何度か触れました。

本書は、現在を見つめ、未来における新しい生き方を手に入れることを目的とするものなのではありますが、とはいえ、過酷な過去の体験は避けては通れない話題です。したがって、ここでこの問題に、もう少しだけ触れておきたいと思います。

繰り返しになりますが、自傷する人の多くが、過酷な過去の体験を持っています。もちろん、例外はありますが、全体的な傾向としてはそのような特徴が見られます。私自身、虐待はもちろんのこと、そこまではいかない水準であっても、何らかの不適切な養育環境は後年の自傷に影響するという印象を持っています。たとえば、両親の別居や離婚、家庭内の暴力場面を目撃すること、親のアルコール・薬物問題、なかには、親が自傷・自殺企図を繰り返していたり、精神障害に罹患《りかん》していて親子間のコミュニケーションがうまくいかなかったりする体験なども含まれます。

このような問題を抱える家庭は、近所や親戚とのつきあいでもどうしても隠し事が多くなり、必ずお決まりの「暗黙のルール」が生じるものです。すなわち、「語ってはいけない、感じてはいけない」というルールです。たとえば、父親のアルコール依存やギャンブルの問題、あるいは母親への暴力について、子どもたちは本能的に「この話は誰にも語ってはいけない」と感じ、決して周囲の大人たちに助けを求めたりはしません。また、身体的もしくは性的な虐待を受けている子どもであれば、「誰かに話したら、もっと恐ろしいことが起きる」と感じて沈黙を守ります。

すでに私は、ほとんどの自傷はひとりきりの状況で行われ、誰にも告白されないと述べました。そして、その理由として、彼らはそもそも人に助けを求めても無駄だと考えているからだとも述べました。でも、なかには別の理由から自傷を隠す人がいるのかもしれません。家族の秘密——たとえば、父親のアルコール依存症のような家族の恥、あるいは、それを告白したら家族が崩壊しかねない性的虐待の事実など——を守るためという理由から。その意味では、自傷という秘密の儀式の背景には、秘密にすべき何かがあるのかもしれません。

なお、生活背景とは異なりますが、何らかの理由により、自分の身体に対して強い違和感や嫌悪感を抱いている人は、自傷におよぶリスクが高いといわれています。たとえば、生まれつき何らかの身体的な障害を持っている人、あるいは、先天性疾患に罹患していて、子どもの頃から何度となく入院や手術を経験している人、さらに、生まれつきの生物学的性と心理的な性的指向性が一致していない人などでは、一般の人よりも自傷におよぶ割合が高い傾向があります。

ただし、こうした話はいずれもあくまで統計学的な確率論の話であって、例外は多数あることも強調しておきたいと思います。

第3章

# それで本当に問題は解決していますか？

## 「生きるため」ならば自傷もＯＫ？

これまで見てきたように、自傷の多くは、死ぬためではなく、困難な状況や苦痛を切り抜けるために行われるものです。なかには、「生きるために」、あるいは「死なないために」行われる場合もあります。

そうすると、当然、こんな意見も出てくるでしょう。「自傷が、死ぬためじゃなくって、生きるため、死なないためのものならば、自傷したい人、自傷が必要な人は自傷してもよいのではないか。ただ、人前でやると不快に思う人もいるだろうから、とにかく隠れてやるようにしてくれればよい」というものです。

あなたはこの意見についてどう思いますか。

私は、自傷してしまったことを叱責したり、説教したりするのは好ましくないと考えています。というのも、自傷したのは、少なくともその瞬間の苦痛をくぐり抜けるのに他によい方法、解決策がなかったからなのです。だから、やむなく自傷をしたわけで、死ぬよりは明らかにましな行為です。

ですから、自傷してしまったことを責めるべきではないでしょう。むしろ正直に告白してくれたことを評価してあげるべきだと思います。しかし、だからといって、この先長く続く人生、つらいことがあるたびに自傷をしながら生きていくという生き方に、手放しで賛成することはできません。なぜなら、それは根本的な解決策ではなく、あくまでも一時しのぎでしかないからです。

たとえば、誰かに侮辱されたり、虐《しいた》げられたり、いじめられたりする被害の苦痛に耐えるために自傷している人がいたとしましょう。その場合、どう考えても自傷は根本的な解決策ではありません。根本的な解決策は、やはりその加害者に働きかけ、その侮辱的な行為をやめさせることだと思います。

問題は、そのような根本的な解決策がとれたら、そもそも自傷なんかしていないという点にあります。

考えてもみてください。たとえば、いじめや虐待の被害に遭っていて、加害者が非常に怖い存在、強大な存在である場合には、加害者に「やめてください」と申し入れするのにもかなりの勇気が必要です。ましてや、自分にも多少は非がある場合や、加害者の庇護や支援のおかげで現在何とか生きることができている場合には、そのような忌憚《きたん》のない申し入れなどできないでしょう。なかには、何とか勇気をふりしぼり、加害者に申し入れすることに挑戦する人もいるでしょうが、その勇気ある行動が裏目に出てしまうことも少なくありません。たとえば、加害者の逆鱗《げきりん》に触れてしまい、かえってひどい目に遭わされるという事態なんかがそうです。

こうなると絶望するしかないですよね。

いまのたとえの「加害者」は、自傷で言えば「つらい現実」です。こうした状況に遭遇した人であれば、誰もが「自分にはこのつらい現実を変えることはできない」と自分の無力さにうちひしがれるでしょう。しかし、自傷がもたらしてくれる苦痛をやわらげる効果は、この「出口なし」の状況に一つの突破口を作ってくれます。それは、「自分にはこのつらい現実を変えることはできないが、このつらい現実によって引き起こされたつらい感情であれば自分にも変えることができる」という解決策です。

要するに、自傷は困難な現実、苦痛に満ちた状況に適応するための武器になるのです。ただし、忘れてはならないのは、いくら自傷によっていまを生き延びても、困難な現実がよい方向に変化するわけではないということです。

## 切っているのは皮膚だけではない

いまいったことは、とても大切なことです。

そこで、理解を深めてもらうために一つの架空の事例を提示してみましょう。

自傷を繰り返しているひとりの女性がいるとしましょう。年齢は20代前半です。彼女は子どもの頃から親との折り合いが悪く、現在は実家を離れて、飲食店で働きながら、恋人の男性と同棲生活を送っています。

彼女がはじめて自傷をしたのはもう数年前になります。以後、自傷を繰り返してきました。自傷のきっかけとなる理由は、その時期によってさまざまに変わってきましたが、最近、自傷のきっかけとなる出来事はもっぱら同棲相手の言動です。

その男性は、対外的には温和にふるまっていますが、彼女に対してだけはいわゆる「オラオラ」な態度をとる人です。ことに問題なのは、非常に嫉妬深く、束縛がひどいという点です。彼女が他の男性と少し言葉を交わしただけでも腹を立てますし、同性の友人と出かけるのされも嫌います。おかげで、もともと少ない友人がこの1～2年で本当に少なくなってしまいました。また、帰宅時間が予定よりもほんの少し遅くなっただけでも、「浮気しているだろ？」と猜疑的《さいぎてき》になって、脅迫めいた内容のメールを大量に送りつけてきたり、何度も電話をかけてきたりします。そして大慌てで帰宅すると、今度は説教がはじまります。

その男性の説教は非常に長い時間にわたってネチネチと続きます。ようやくそろそろ説教は終わるかなと思うと、振り出しに戻って、再び一からネチネチと話が続きます。彼女はそのあまりの執拗さに気が遠くなりかかります。その気が遠くなりかかった彼女の弛緩した表情が、男性の説教をますますエスカレートさせます。「俺がこれだけ愛を込めて語っているのに、何だ、おまえのそのぼんやりした顔は！」という具合です。結局、最後は、ほとんど「土下座ロボット」となって何度も頭を下げることで、ようやく彼女はその数時間におよぶ説教から解放されます。

説教を終えた彼が床に入って眠りに就いた後、彼女は胸がざわざわし、頭のなかが忙しくなり、感情が竜巻のように吹き荒れるのを感じます。彼女は、一人きりになれて安心した気持ちになれる場所を求めて、トイレに駆け込みます。そして、ポケットからいつも肌身離さず持ち歩いているカミソリを取り出し、左の前腕の皮膚に押しつけます。まるで熱いナイフでバターを切るように、カミソリが皮膚のなかに沈み込んでいくのを確認すると、今度はカミソリを手前に引きます。すると、鮮やかな血液がにじみ出てきて、そしてあふれ出す……何度となく見慣れた光景です。

その瞬間、彼女は何ともいえない安堵感を覚えます。破裂寸前までふくれあがった風船が、不意に空気を抜かれて急速に萎《しぼ》んでいくように、心のなかで張り詰めたものが一気に解放されて、楽になる感覚を覚えます。すべて許し、あるいは許されたような感じ、口に突き刺さった釣り針を外され、自由の海に解き放たれた魚のような気分になります。

同時に、彼女はすでに自分が何に傷ついて自傷したくなったのかを思い出せなくなっています。出来事の記憶が完全に忘却の彼方に消えてしまっている場合もあるでしょうし、忘却していないにしても、意識の片隅に追いやられ、切る前の頭のなかで渦巻いていた感情がもはや視野に入らなくなっています。

そう、意識を一つの部屋に見立てるならば、部屋の隅にパーティション（仕切り板）を立てて、部屋のゴミをすべてその向こう側に追いやり、視野に入るところだけ部屋をきれいに見せている感じです。あるいは、マンションの一室を「開かずの間」にして、急な来客の際には、リビングルームに散らかるゴミや脱ぎ捨てた洋服を、まとめてその部屋にぶち込み、「私のうちはきれいだから大丈夫」と自分に言い聞かせるのによく似ています。そうすることで彼女は自分に、「私は何も傷ついてないし、私には何もつらいことなんか起こらなかった。私は幸せ、私は大丈夫」と言い聞かせることができるわけです。

このことからわかるのは、次のことです。すなわち、**自傷する人が切っているのは皮膚だけではない**のです。意識のなかで、**つらい出来事の記憶やつらい感情の記憶も切り離し、何もなかったことにしている**、ということなのです。

## 切ることのメリットとデメリット

彼女が自傷することには、少なくとも一時的なメリットがあります。それは、その男性にうんざりせずに、交際を続けることができるというメリットです。

え？　そんなのメリットなんかじゃないですか。

いや、短期的にはメリットなんですよ。彼女は親との折り合いが悪く、だからこそ、親の反対を押しきって早くから実家を離れているのです。そのような事情から、少々のことで親に泣きつくわけにはいきません。

また、彼女には同性の友だちがいません。わずかにいた友人も、その男性との交際のなかで完全に疎遠になってしまいました。もしかすると、彼女自身、友人づきあいがとても不器用なのかもしれません。恋人はいるが、同性の友人がいないというタイプの女性のなかには、その手の不器用な人が少なくありません。だって、異性ならばセックスでつながれますし、身体目当ての男性はセックスに持ち込むまでのあいだは女性の不器用さに目をつぶり、優しくしてくれますから。でも、同性の場合にはそれなりのコミュニケーション能力が求められます。

したがって、もしもその男性との関係が破局してしまったら、彼女は本当にこの世界でひとりぼっちになってしまいます。孤立無援のひとりぼっちになるくらいならば、自分を必要としてくれる誰かがいた方がよい——彼女がそう考えたとしても、それは無理もないことだと思います。ですから、これはやはりメリットというべきです。

問題は、そのようにして男性との関係を維持し、交際が1年、2年、3年……と続くなかでの長期的な影響です。

関係が長く続くなかで、その男性は変わってくれるでしょうか？　たとえばその男性が、「俺、今日、通勤中に週刊誌の記事を読んでいて気づいたんだけど、俺がこれまでおまえにやってきたことって、いわゆる『ドメスティック・バイオレンス』に該当することじゃん。俺、ひどいことしていたんだな。本当に悪かった。俺、今日から絶対に変わるから許してくれ」などと言い出す可能性はあるでしょうか。

おそらくその可能性は限りなく低いと見るべきでしょう。それどころか、彼のオラオラぶりはときの経過とともにむしろエスカレートし、二人きりのときだけではなく、第三者の前でも彼女に対する侮辱的な態度をとるなど、もっとひどい言動へと発展していく可能性が高い気もします。

要するに、自傷は、短期的には困難な現実を生き延びるのを可能にするというメリットがありますが、長期的には、本人を取り巻く現実はかえっていっそう過酷なものとなっていくことが少なくないのです。

第4章

# 「死への迂回路」としての自傷

## 自傷はエスカレートします

自傷の問題点は、根本的な解決策ではないことの他にもあります。

第2章で私は、自傷の鎮痛効果が脳内のモルヒネ様物質、すなわち脳内麻薬によってもたらされるという仮説を説明しましたよね。

麻薬の特徴って何だかわかりますか。それは耐性という現象が見られることです。繰り返し使っているうちにその効果に慣れが生じてしまい、当初と同じ効果を維持するには、投与する回数を増やしたり、1回に投与する麻薬の量を増やしたりしなければならなくなります。

同じ現象は自傷にも見られます。

ちょっとだけ想像してみてください。たとえば、あなたが過酷な家庭や学校、あるいは職場を生き延びるために、周囲の目を避けて、週に1回だけ左の前腕を切るとしましょう。しばらくのあいだ、あなたは、うっとうしい家族や級友、あるいは同僚とのやりとりを、笑顔の仮面をつけてやり過ごすことができるでしょう。

しかし、そうしたあなたの密かな努力も知らずに、周囲の人たちはあなたの価値を否定し、無遠慮なことをあれこれといってきます。気づくと、あなたは切る頻度を週に2回、3回と、増やさなければならなくなります。そうしないと「鎮痛効果」が持たなくなってしまったからです。さらに時間が経過すると、毎日、あるいは日に数回切らないといけなくなってしまうでしょう。

もしかすると、いつも同じ左の前腕ばかりを切っていると、皮膚が瘢痕化《はんこんか》して硬くなり、いくら切ってもはっきりとした身体の痛みが感じられなくなってしまうかもしれません。それでは、いくら切っても心の痛みを抑えることができません。

おそらくあなたは、新鮮な身体の痛みを求めて、反対側――つまり右の前腕――の皮膚を切るようになるでしょう。やがて右側も同じようにはっきりとした身体の痛みをもたらさなくなってしまうと、今度は別の部位を探し求めるはずです。たとえば、スカートで隠すことができる太腿や、まだきれいな皮膚が残っている上腕、あるいはお腹や胸などを切る……。

もしかすると、もはや「切る」という刺激自体に慣れてしまい、心の痛みから意識をそらすのに役立たないと感じるかもしれません。その場合には、学校で使うシャープペンシルやコンパスを思いきり突き刺したり、火のついたタバコを押しつけたりなど、別の手段を用いることを考えつく可能性もあります。

あなたの将来を決めつけようとしているわけではありませんが、自傷する患者さんの診療のなかで、私はこのような現象を多数経験してきました。そして、自傷がどんどんエスカレートしていくなかで事故が起こります。それは、「生きるため」の自傷、「このくらいだったら死なない」と予測して行ってきたはずの自傷なのに、うっかりして生命の危機につながる重篤な傷を作ってしまったり、非常にデリケートで脆弱《ぜいじゃく》な部位——首や顔など——を傷つけたりしてしまったりすることです。

## 以前よりもささいなことで切りたくなります

他にもやっかいなことがあります。

習慣的に自傷を繰り返している人に、「人生で最初の自傷ってどんな状況でやったの？」と聞いてみると、少なくない人がその人なりに「生きるか死ぬか」の深刻な状況のなかで行っています。なかには、自殺を考えて行った人もいるほどです。

しかし、結果的には死ぬことには失敗し、その代わりに「心の痛み」に対する鎮痛効果を発見します。それ以後は、「生き延びる」ための自傷を繰り返すようになっていくのです。もちろん、それは自殺よりははるかにましな行動です。ただ、問題があります。それは、次第に当初よりもささいなことでも「切る」必要を感じるようになってしまうという現象です。

これもまた、麻薬性鎮痛薬（たとえば、モルヒネ）、特にその依存症の人によく似ています。はじめてその鎮痛薬を使ったのは、外科手術後の疼痛を抑えるためでしたが、そのすばらしい鎮痛効果に惚れ込み、以後の生活のなかでどこかが痛むたびにその薬剤を求めるようになり、やがて常用するに至り、あるとき気づくと、朝目が覚めたときに、何となく頭が重いと感じただけでも、その薬剤がほしくなっている自分がいる……典型的な麻薬性鎮痛薬依存症のプロセスです。

実は、自傷にも同じことが起こるのです。

ここで話を整理しておきましょう。第一に、すでに述べたように、自傷は、短期的には困難で苦痛に満ちた状況を生き延びるのに役立ちますが、問題の根本的な解決にはならず、長期的にはむしろ本人を取り巻く困難な現実はますます困難さをきわめ、苦痛はいっそう厳しいものとなります。第二に、自傷は繰り返されるなかで「耐性」を生じ、同じ鎮痛効果を得るのに必要な自傷はより重篤なものとなり、エスカレートしていきます。そして第三に、以前よりもささいなことでも自傷する必要を感じるようになっていきます。

## 切ってもつらいが、切らなきゃなおつらい

もしもこの三つが同時に自傷する人に襲いかかったら、どう感じるでしょうか？　自傷することがふつうになっている人ならば、「切ってもつらいが、切らなきゃなおつらい」、あるいは、「切っても楽にならないが、切るのをやめることもできない」という、追い詰められた心境に陥るのではないでしょうか。

あなたならば理解できると思いますが、自傷を繰り返す人の多くが、程度の差はあれ、次のような信念を抱いているものです。つまり、「人はあてにならない。人に助けを求めても意味はない。人は必ず私を裏切る。でも、リストカットは私を裏切らない。リストカットさえあれば、どこでどんな状況に遭遇しても、私は自分をコントロールすることができる」。

そんなふうに自傷が持つパワーを信じ、頼りにし、依存してきたのに、ある段階から、自傷

がエスカレートした果てにそのパワーを失い、自傷にさえ裏切られるわけです。それにもかかわらず、もはや役に立たない自傷をやめることもできません。いいかえれば、**「自傷で自分をコントロールする」**のではなく、**「自傷に自分がコントロールされている」**という事態です。それが、この「切ってもつらいが、切らなきゃなおつらい」という段階です。

この段階に達したときに見られる現象には次の二つがあります。一つは、これまで隠れて行ってきた自傷が周囲の人に知られてしまうという現象です。これまでは、周到に服で隠れる部位を切ってきたのに、精神的に混乱した状態で自傷した結果、うかつにも服で隠れない部位を傷つけたり、深く切りすぎて大量の出血をしたりして、周囲の人に気づかれてしまいます。もう一つは、これまで「生きるため」に自傷してきた人が、今度は「死ぬため」に自分の身体を傷つける――これは自傷ではなく、自殺ですね――という現象です。

先に、二つ目の「死ぬため」の自傷について簡単に説明しておきましょう。

自傷を繰り返している人の多くは、「死ぬため」に切っているわけではありませんが、切っていないときには漠然と、「消えたい」、「いなくなりたい」、あるいはもっとはっきりと「死にたい」などと、死に関する考えに支配されているものです。そして、切っているときだけ、そうした死に関する考えから目をそらしているともいえます。しかし、自傷の持つ「心の痛み」に対する鎮痛効果がなくなってしまったとき、自傷を繰り返す人は、「生きるため」ではなく、「死ぬこと」を考えて、「このくらいやれば死ねるだろう」と予測して、自分の身体を傷つけるのです。

そのさいには一つのルールがあります。それは、これまで「生きるため」の自傷に用いていたのと同じ方法は使わない、というものです。

ある患者さんは私にこういいました。

「先生、リストカットは生きるための神聖なものなんですよ。死ぬためになんか使うわけないじゃないですか。死ぬときには別の方法を使うに決まってます」

ですから、これまでリストカットしていた人ならば、リストカット以外の方法——より危険な方法——を用います。多くの場合は、市販感冒薬や鎮痛薬、あるいは、精神科で処方された治療薬を過量摂取（いわゆる「過量服薬」とか、「ＯＤ〔オーバードーズ〕」と呼ばれる行為）します。もちろん、まちがいなく危険な行動ではありますが、その行為でただちに死亡するという確率はさほど高くはありません。運よく周囲の人に発見されれば、そこではじめて「この人、苦しんでいたんだ」ということに気づかれて、手厚い支援を受けることができるかもしれません。

しかし、油断はできません。まれに、いきなり飛び降りや首吊りといった、過量服薬などよりもはるかに致死性の高い行動をとる人がいるからです。

## 「自分をコントロールする」から「周囲をコントロールする」へ

それでは、「切ってもつらいが、切らなきゃなおつらい」の段階に達した人に見られることが多い、もう一つの現象――自傷が周囲に知られてしまう――の場合はどうでしょうか。

服で隠れない部位の傷、あるいは、深く切りすぎて大量にあふれ出た血液を目撃した友人や家族はどのような反応をするでしょうか？　あなたの自傷に気づいた家族や友人はどんな反応をしたのか思い出してください。多くの場合、次のいずれかではなかったでしょうか。たとえば、「驚いて声を失ったり、悲鳴を上げたりする」、「頭ごなしに怒る、叱責する」、「同情して過度に優しくなる」、あるいは、「どう声をかけてよいのかわからずに、結局、見て見ぬふりをする、スルーする」……。

いずれもインパクトの強い反応ですよね。周囲の人にこういう反応をされると、自傷した本人の方こそ驚いてしまいます。でも、驚くだけではなく、自分でも気づかないうちにある事実を発見し、それが心のなかにすり込まれてしまうのです。その事実とは、「自傷には他者をコントロールするパワーがある」というものです。

そのパワーは、自らを切ることで人を圧倒し、黙らせ、これ以上の攻撃を躊躇《ちゅうちょ》させ、あるいは自分に優しくさせることができます。あるいは、切ったり切らなかったりすることで周囲を一喜一憂させ、周囲の関心を自分の一挙手一投足に集めることができる場合もあるでしょう。もしかすると、それまで家庭や教室におけるヒエラルキーの最底辺にいた自分は、自傷という一種の「武器」によって、家庭や教室における地位を向上させ、意向や主張を受け入れてもらい、求めるものを手に入れることさえできるかもしれません。つまり、自傷が他人の目に触れるとき、それは本人も意図しないパワーを生じ、周囲をコントロールすることができるのです。

もしもあなたがこうした状態になったなら、おそらく一時的には少し元気が出るかもしれません。自傷する人の多くは、これまで「自分は誰からも必要とされていない」、「自分には生きている価値がない」、「自分は世の中の役に立たない」と勝手に信じ込んでいるものですから。そのように考えている人は、自分の行動が誰かに強い影響を与えているという体験から、「自分は誰かから必要とされているかもしれない」と感じるでしょう。少なくとも「消えたい」、「いなくなりたい」、「死にたい」といった気持ちから意識をそらすことができます。うまくすれば、もう少し生きてみようという気持ちになれるかもしれません。

ここで自傷の第二段階へと突入します。これまでのように、心の痛みを鎮め、自分の行動をコントロールするために切るのではなく、今度は、周囲の反応を通じて自分の存在価値を確認するために切るという段階です。いいかえれば、「**自分をコントロールする自傷**」から「**周囲をコントロールする自傷**」へのシフトです。

しかし、この「周囲をコントロールする自傷」はあまり長続きしません。それは、自傷が持つ他者に対するパワーがあっという間に減衰してしまうからです。自傷が持つ、心の痛みに対する鎮痛効果に「耐性」が生じてしまうのと同じように、他者に対するパワーにも同じように「耐性」が生じます。

それは、周囲の「慣れ」です。周囲の人は次第に自傷に驚かなくなります。当初、自傷する人に対して同情し、優しく接していた人たちも、イライラしたり、うんざりしたような表情をしたり、さらには無関心な態度を決め込むようになるのです。いいかえると、すでに自傷は自分をコントロールするパワーを失っていましたが、今度は他者をコントロールするパワーまで失ってしまうわけです。

そして、再び危機が訪れます。

そもそも自傷とは、「それと向き合うと生きていけないほどつらい感情」から意識をそらすための孤独な行動でした。やがて自傷が周囲の人に知られてからは、家族や友人、恋人の反応——その反応が叱責や罵倒であっても——を通じて、「人とのつながり」を確認するようになった人もいるでしょう。しかし、そのような周囲の反応さえもなくなれば、自傷する人は再び

「それと向き合うと生きていけないほどつらい感情」と向き合うことになります。おまけに、自傷に慣れるだけでなく、自傷にうんざりした周囲は、自傷する人の苦痛に関心を抱かず、その人が出すSOSを黙殺します。結局、あるときその人は、「生きるため」ではなく「死ぬため」に、いつもよりも危険な方法で自分を傷つけることになります。

そういう意味では、自傷は**「死への迂回路」**といえるかもしれません。

## 生きるための自傷が死をたぐり寄せます

あなたの周囲――家族や友人、あるいは援助者や学校の先生――に、さもわかったような顔をして、そして偉そうな態度で、「リストカットなんかじゃ死なないよ」などという人はいないでしょうか？

私自身は、これまでそういう人に何度となく出会ってきました。それは、同僚の精神科医であったり、患者さんの家族や地域の援助者であったりしました。そのたびに、正直、すごくムカつきました。いまだからいいますが、思わず相手の襟首につかみかかり、「わかったふうなことをいうな！」と一喝したい気持ちにさえ駆られました。

いや、彼らがいっていることが必ずしもまちがいとは思いません。確かに、通常、リストカットでは死にません。だって、それはそもそも死ぬことを目的として行われているものではないわけです。死なないのはあたりまえです。

問題は、こういった乱暴な発言がしばしば、「リストカットする人は死なない」という誤解を与えることなのです。

ここまで読んだあなたにはわかると思いますが、「生きるため」に自分を傷つける人の長期的な自殺死亡のリスクは非常に高いことがわかっています。ある研究者の推計では、10代のとき1回でも自傷したことがある人は、そうでない人に比べると、10年以内に自殺既遂で死亡する確率が400倍から700倍高くなるというデータがあります。

たった1回の自傷——それも「生きるため」の、「このくらいだったら死なないよね？」と予測して行われる自傷——が10年以内の自殺死亡のリスクを数百倍高める……。もちろん、あくまでも統計的なデータであって、個々にはさまざまな例外があるはずですが、それでも私たちの心に重くのしかかるデータです。

よく考えてみると、このデータはあたりまえのことを示している気もします。

ふつうの生活を送っている人でも何らかの困難に直面して、「死にたい」と思ったことがある人はけっこういるのではないかと思います。でも、そのうちの大多数はその考えを行動に移しません。それは、自分の身体を傷つけることや、その結果生じるであろう身体的疼痛や苦痛に対する抵抗感、恐怖感が、自殺することへの高いハードルとなってくれているからです。

しかし、自傷を何度となく繰り返し、それがエスカレートしていくのを体験していると、次第に自分の身体を傷つけることや、それがもたらす身体的疼痛・苦痛に対する恐怖感が鈍くなっていくものです。このことは、自傷を繰り返す人では死に対するハードルが非常に低くなっていることを意味します。しかも、自傷では、その人が抱える生きづらさの根本的な解決はなされていないわけです。将来における自殺死亡のリスクが高いのは当然です。

でも、誤解しないでください。私はあなたを脅したいわけではないですし、「将来の自殺死亡リスクが高まるから、何があっても自傷しちゃいけない」などとお説教をしたいわけでもないのです。そんなお説教は見当違いもはなはだしいですよね。だって、一番の問題は自傷ではなく、「いまを生き延びる」のにそのような身体の痛みを必要としているという状況なのですから。

確かに生きるための自傷は、長期的には皮肉にも死をたぐり寄せる危険な行為ではあります。その意味では、自傷は死への迂回路といえます。でも、迂回すること自体はまちがっていないと思います。それどころか、迂回によって時間稼ぎをすることは、緊急事態を生き延びるには、なくてはならない知恵ではないでしょうか。

でも、単に迂回しただけでは、死を延期した以上の効果はないのも事実です。大切なのは、**「迂回して稼いだ時間を使って、生き延びるための対策を立てること」**です。これらについては、第II部で取り上げるつもりです。

第5章

# 「嫌なことを忘れたい」——物質乱用・依存と過量服薬

第1章で述べたように、アルコール・薬物などの乱用・依存は、狭義の自傷とは異なりますが、自傷を繰り返す人のなかには、これらの問題を持つ人が少なくありません。そこで、本章では、物質乱用・依存と過量服薬について取り上げたいと思います。

本題に入る前にちょっと説明をしておきましょう。

物質乱用・依存の「物質」とは、アルコールや、覚せい剤や大麻、睡眠薬などの依存性薬物、さらにはニコチン（タバコ）やカフェイン（コーヒー）などの嗜好品までを広く含む概念です。いずれも摂取すると、脳に影響を与え、気分や意欲、意識状態に変化を起こす可能性のある物質のことです。

あなたは、違法な薬物を使ったことがありますか。違法な薬物は使ったことがないにしても、処方された治療薬や市販薬を乱用する傾向はないでしょうか？　あるいは、日頃から、タバコを吸いすぎたり、アルコールやコーヒーを飲みすぎたりすることがないでしょうか。

## 物質乱用・依存は自傷か？

自傷する人のなかには、こうした物質を不適切に使用する（＝乱用）人が少なくありません。もちろん、例外は多数ありますが、一般に自傷経験のある患者さんは飲酒量が多く、処方された治療薬を乱用する人が多い傾向があります。なかには違法な薬物やいわゆる「危険ドラッグ」などの乱用歴を持つ人もいます。また、一般の中学生・高校生では、自傷経験のある人は早くから飲酒や喫煙を経験している人が多いこともわかっています。これらからわかるのは、どうやら自傷は、さまざまな程度の物質使用の経験と密接な関係がありそうだということです。

なるほど、物質の乱用・依存には自傷との共通点があります。その物質がアルコールであれ、ニコチンであれ、覚せい剤であれ、いずれも長期間、大量に摂取することにより、さまざまな健康上の問題を引き起こします。その意味では、身体を傷つけるという点で自傷と共通していると考えることはできます。

しかし、現在のところ、物質乱用・依存は自傷のなかには含められていません。その理由は二つあります。

一つは、物質乱用・依存による健康被害はその発現までに長い時間が必要であり、その行為と身体損傷との関係は、自傷のように直接的なものではないからです。たとえば、1回タバコを吸ったから、あるいは、一日だけ深酒したからといって、ただちに明らかな健康被害を生じるわけではないですよね。健康被害の出現には長い時間をかけて、その害が蓄積する必要がありますし、害の大半は、外からは観察できない内臓に生じます。その点で、リストカットのように直接的に身体に傷がつく行為とは性質が異なります。

もう一つは、物質乱用・依存と自傷とでは、その行動に際しての本人の認識が異なるという理由からです。何らかの物質に依存している人には、そもそも「自分を傷つけている」という自覚はあまりありません。通常、本人が自覚している使用理由は、「よい気分になりたくて」、「ハイになりたくて」、「楽しみたくて」、「気分転換」といったものです。

## 自己治療としての物質乱用・依存

それでは、物質乱用・依存は自傷とは異なるにもかかわらず、なぜ自傷する人は一般に物質を乱用したり、依存したりする人が多いのでしょうか？

それは自傷を繰り返す人が、「自己破壊的な傾向があり、健康に悪いことは何でもしたがる」からではありません。また、「依存的な性格」のせいでも、「意志が弱くて快楽に溺れやすい」からでもありません。そもそも物質依存への罹患と、性格や意志の強さとはまったく関係がない話です。もちろん、「反社会的で道徳心が欠けている」からでもないです。なぜなら、自傷する人が最も多く乱用する物質は精神科で処方された薬で、これはそもそも医者から飲めといわれた薬だからです。

私は、人が物質依存を呈するのは、必ずしも物質がもたらす快楽のせいではないと考えています。本来、私たち人間の特徴は飽きっぽさにあります。私たちの神経細胞は、どんなに楽しいことにも、また、気持ちのよいこと、あるいは、めくるめく刺激にもすぐに慣れてしまいます。たとえば、「鼻がバカになる」という言葉があります。どんな芳香であれ、あるいは悪臭であれ、私たちの嗅《きゅう》神経はすぐにそうした刺激的な匂いに慣れてしまい、ほんの数分後には匂いをかぎ分けることができなくなります。実は、これと同様のことは、程度の差はあっても、中枢神経系全体にあてはまり、だからこそ、私たちはどんな快楽にもすぐに順応し、退屈してしまうのです。

それにもかかわらず、一部の人がアルコールや薬物にハマってしまう現実があります。それはなぜなのかを冷静に考えてみる必要があります。

私は、おそらく物質の薬理作用が、その人の欠点やコンプレックスをうまく埋め合わせてくれ、それまで抱えていた生きづらさをやわらげてくれるというメリットがあるからだと考えています。このような物質依存発症に関する考え方を**自己治療仮説**といい、海外の薬物依存臨床においては40年近く昔から知られてきた考え方です。

たとえば、幼少時よりうつ状態や疲れやすさに悩んできた人にとっては、覚せい剤やカフェイン、ニコチンのように意欲亢進《こうしん》効果を持つ中枢神経刺激薬（意識がシャッキリとして覚醒度を上げ、意欲を高める薬剤）の薬理作用は、彼らの悩みを一時的に解決してくれるでしょう。また、体重の増減に気分が強く影響されてしまう人の場合にも、中枢神経刺激薬が持つ食欲抑制効果は、「かくありたい自分」を維持するのに欠かせない薬剤になるかもしれません。さらに、対人緊張が強く、人前に出るのが不安でならない人にとっては、アルコールや抗不安薬といった中枢神経抑制薬（意識水準を低下させて、眠気を催す薬剤）は社交を可能にしてくれる薬剤となります。

私自身は、長年、薬物依存患者さんの治療に携わるなかで、この自己治療仮説が非常に納得のいく理論であることを実感してきました。実際、診察の際に、物質依存患者さんがアルコールや薬物にハマっていった歴史を丁寧に聞いていくと、そのことがよく理解できます。というのも、患者さんのほとんどが、仕事のストレスや対人関係の悩みなどの困難な現実的問題、疲れや身体の痛みなどの身体的苦痛、あるいは、劣等感や不安などの心理的なストレスが高まるなかで、アルコールや薬物の使用量が増加しているからです。

このことは、物質依存の原因は、物質がもたらす快感や快楽のせいではなく、苦痛や困難をやわらげる効果のせいである可能性を示しています。同時に、物質乱用が決して「自己破壊的」な意図によるものではないことも示しています。なぜなら、自己治療仮説の立場に立てば、物質を使用するのは、自己破壊よりも、苦境に立たされた自分を救済するためと理解できるからです。

問題は、こうした物質による救済はしょせん一時的なものでしかないという点です。長期的には、物質が持つ有害性が身体に蓄積し、さまざまな健康被害を引き起こしてしまいますし、もともと存在する種々の苦痛や困難は、解決されるどころか、かえって深刻化、複雑化してしまうことが多いのです。

ここで話を再び自傷と物質乱用・依存との関係に戻しましょう。

私は、自傷を繰り返す人にさまざまな物質の依存が多い理由もまた、この自己治療仮説で説明できると考えています。自傷を繰り返す人は、ふだんから、落ち込んだり、テンションが上がったりという気分の変動、焦りや不安、緊張感、あるいは突発的に思い出される過去の記憶やそれに伴う恐怖感など、感情はまるでジェットコースターのように激しく動揺していることが少なくありません。そして、そのせいで緊張しやすかったり、非常に疲れやすかったりします。これらはいずれも、過去のつらい出来事や感情の記憶に蓋をして生きている人の特徴です。

自傷を繰り返す人の場合、こうした感情の波を調整し、緊張しやすく、疲れやすい自分を補うために、物質を自己治療的に利用している人が多いのです。もちろん、自傷にもそうした感情調節の機能がありますが、自傷でカバーしきれない分を、物質の薬理効果で補っているのでしょう。

そういう意味では、自傷する人にとっては、物質乱用・依存もまた、自傷と同じく、人に頼らずに、「自分をコントロールする」ための手段という点で共通しているといえます。

## 処方薬乱用・依存とは

自傷する人に見られる物質乱用・依存の対象として、最も多く、しかも問題が深刻なのは、精神科で治療に用いられる睡眠薬や抗不安薬などの処方薬です。私が以前調べたところでは、精神科通院中の自傷患者さんのおよそ6〜7割に、さまざまな程度の処方薬乱用（＝不適切な使用）の経験があります。

通常、「眠れない」、「リラックスしたい」、「嫌なことを忘れたい」などといった理由から、ときどき医者が指示したよりも多くの処方薬を服用するところからはじまり（乱用）、次第にエスカレートしていきます。重症な人の場合には、処方薬を「FRISK（フリスク）」のケースに入れて、数十分おきに数錠ずつ口のなかに放り込む状態となります。当然、薬剤の影響でろれつが回らなかったり、足もとがふらついて転倒による負傷をしたり、自動車を運転して事故を起こしたりすることがあります。また、1ヵ所の医療機関から処方される薬剤の量では到底まかないきれず、複数の医療機関を受診して薬剤を集めたり、インターネットなどから不正入手したりするようになる人もいます。

処方薬の乱用・依存は、最近、薬物依存専門病院では大きな問題となっていて、専門医も治療に難渋しています。その理由は大きく分けて三つあります。

第一に、重篤なケースでは、けいれんなどの深刻な離脱症状が出る危険性があり、入院を要する場合があることです。

第二に、覚せい剤や大麻などのように治療の目標を「断薬」（一切の薬物を断つこと）ではなく、「節薬」とせざるをえない場合が多いことです。というのも、自傷する患者さんの多くがもともと気分の浮き沈みなどの精神医学的な問題が理由で治療薬を処方されていた人たちなので、乱用は問題ではありますが、多少とも何らかの薬物療法は必要だからです。しかし、依存症患者さんにとって、「自分が依存している薬物をほどほどでやめる」というのは、完全に薬物を断つよりもむずかしいことがあります。その意味で、「節薬」を目標とした治療はやりにくい場合もあります。

そして最後に、治療が途切れてしまいやすいことです。せっかく苦労して処方薬を減らしても、患者さんが別の医療機関から処方薬を入手するのはとても簡単です。また、処方薬乱用患者さんにしてみれば、「大好きな」処方薬を減らそうとする医者よりも、自分が希望した通りに薬を処方してくれる医者の方がよいに決まっています。

## 精神科医療と処方薬乱用・依存

自傷する人が処方薬乱用・依存に陥るきっかけは、精神科への受診です。

自傷する人は、さまざまなタイミングで精神科につながることがあります。自傷が周囲の人に知られたのをきっかけに、家族や友人に説得されたり、学校の先生や職場の同僚に勧められたりして、あるいは、自傷のことは隠したまま、気分の落ち込みや眠れないことを訴えて受診する人もいます。なかには、最初から乱用する薬ほしさに受診する人もいるかもしれません。

何も私は、「精神科に受診するな」といいたいのではありません。一般論としていえば、専門医の治療を受けるのはよいことです。ただ、自傷する人の場合、処方薬乱用・依存に陥りやすいから注意が必要だといいたいのです。

なぜ自傷する人は、精神科治療のなかで処方薬乱用・依存になってしまいやすいのでしょうか。

もちろん、精神科医の側に問題があるのは確かです。平均的なわが国の精神科医は自傷をする患者さんに対して苦手意識を持っています。できれば診たくないと考えている医者も少なくないでしょう。その気持ちは患者さんに伝わります。

おまけに、精神科外来はどこも患者さんでごった返していて、医者はとても多忙です。丁寧に時間をかけて話を聞くというのは、正直、むずかしい現実があります。そうすると、医者の方も短時間の単調な問診のみの診察を行い（「夜寝てるか」、「ご飯食べているか」、「歯磨いたか」、「また来週〜」という、いわゆる「ドリフターズ外来」です）、さらに自身の無力感をごまかすために、ひとまず治療薬を処方するというパターンになりがちです。

こうした診察では、患者さんが医者を信頼するのは困難です。自傷をする人の場合、「人は信頼できない」とか、「人に相談しても無駄」という思い込みがあるだけに、事態はいっそう深刻です。

一方、患者さんの側にも問題があります。自傷する人は、どうも言葉で自分の気持ちを表現するのが苦手なのです。特に、治療で大切な「Bad news」――うまくいかなかったこと、つらかったことなど――を話せません。ともすれば、「大丈夫です」、「変わりありません」などと、「偽りのGood news」を報告します。

おそらく患者さんは、医者から「手のかかる面倒くさい患者」と思われたくないのでしょう。それで、ともすれば「いい子」を演じ、治療場面に過剰適応します。特に、外来が混雑して医者が忙しそうにしていると、医者に迷惑をかけまいと、本来、するべき話を勝手に省略したりします（それでいて、周囲には「先生は全然話を聞いてくれない」、「医者なんか頼りにならない」と吹聴していたりしますが……）。

以上のような経緯から、患者さんは医者を単なる「薬屋」として見切りをつけ、自分なりに処方薬を調整して、「つらい気持ちを自分でコントロールしよう」となるでしょう。その意味では、処方薬乱用・依存の予防には、限られた時間のなかで医者と患者さんがどうやって信頼関係を築くかが課題といえるでしょう。

精神科医療とどのようにつきあったらよいのか、という問題については、第11章で再度くわしく触れたいと思います。

## 過量服薬は自傷なのか、自殺なのか

処方薬に関連する問題として、過量服薬があります。これは、意識活動を停止させることを目的として、意図的に処方薬を大量に服用する行為を指します。近年、自殺未遂患者さんとして救命救急センターに搬送される人のなかには、かなりの割合でこの過量服薬が含まれています。

過量服薬は、リストカットを繰り返す患者さんの治療経過中にしばしば見られる問題行動です。したがって、私たち医者が自傷患者さんに治療薬を処方する際には、たえずこの過量服薬の危険を念頭に置かなければなりません。

過量服薬の動機は、患者さんによってさまざまに異なります。自殺目的からなされる場合もありますし、その一方で、「つらい気持ちをやわらげたい」、「嫌なことを忘れたい」、「すべてを忘れて、とにかく眠り続けたい」など、自殺以外の目的から過量摂取する場合もあります。

後者のタイプの過量服薬は、つらい感情をやわらげる目的からなされた行為という点で、リストカットなどの自傷行為と似た面があります。実際、過量不薬の持つつらい感情を抑える力はリストカットよりもはるかに強力です。かつてある患者さんは私にこう語ってくれました。「過量服薬して昏睡してから目が覚めると、フリーズしたパソコンを再起動するみたいなスッキリ感がある」と。

しかし、私は、過量服薬には自傷と同じ次元では片付けられない危険性があると考えています。というのも、自傷の定義では、「これくらいだったら死なない」という予測が重視されていますが、過量服薬はこの点が非常に曖昧《あいまい》だからです。

たとえば、「こないだ50錠まとめ飲みしても生きていたから、私はきっと50錠までは大丈夫なんです」という患者さんの発言は正しいといえるでしょうか？

もちろん、正しくはありません。患者さんたちはともすれば錠剤の数にこだわりますが、問題は錠剤の数ではないはずです。何という薬剤の何ミリグラム錠かが重要ですし、過量服薬する患者さんの大半は複数の薬剤を服用します。なかには、アルコール飲料と一緒に胃袋に流し込む人もいます。したがって、摂取した結果を予測するには複数の物質相互の影響を考慮する必要があり、理論的には予測はほとんど不可能といってよいでしょう。

また、頻繁に過量服薬している人の場合では、肝臓の機能が低下し、摂取した薬剤を分解する速度が遅くなっています。そうなると、「いつもと同じ」10錠しか服用していないのに、50錠の効果が出てしまう可能性もあるのです。

さらに、過量服薬は、リストカットに比べると、行為の結果をコントロールすることがむずかしいことも忘れてはなりません。リストカットの場合には、「あ、切りすぎた」と思ったときには、そこで手を止めれば、傷がそれ以上深くなることはありません。しかし、過量服薬は違います。「あ、飲みすぎた」と思って、服薬するのをただちにやめても、その3〜4時間後には意識状態はさらに深刻な状況になってしまいます。過量服薬の場合、行為の実行から結果発現までにタイムラグがあり、リストカットのように行為の結果をコントロールすることは困難なのです。

以上を踏まえると、過量服薬は、「生きるため」の自傷というには、あまりにも不確定要素が多すぎます。したがって、リストカットなどとは次元の異なる行動として区別しておくべきだと思います。

## 過量服薬の危険性

ときどき、「精神科で処方される治療薬をいくら飲んでも、それだけでは死なない」と豪語する精神科医に遭遇することがあります。正直、とても苦々しい気持ちにさせられます。というのも、私は、たとえ自殺以外の目的から行われたとしても、過量服薬は危険な行為であると考えているからです。

その理由は二つあります。

一つは、窒息死の危険がつねにつきまとうからです。法医学を専門とする監察医の先生たちから聞いた話では、過量服薬した結果、服用した薬剤の血液中濃度が致死量に達してないのにもかかわらず、死亡する事例があるそうです。そうした事例の死因の大半は、昏睡時に嘔吐し、その嘔吐物による窒息です。

もう一つは、過量服薬による意識水準の低下、つまり一種の酩酊《めいてい》状態の影響です。

酩酊は人の心の抑制を解除し、衝動性を高めます。実際、最初は何とかして早く眠りに就こうとして、一錠、また一錠と、ためらいがちに睡眠薬を口に運んでいた人も、酩酊が深まってくると行動に勢いがつき、手もとにある錠剤をわしづかみで、それこそ何十錠もの錠剤を一気に口のなかに放り込むようになります。

酩酊はまた、死に対する恐怖感を弱め、ものの考え方、感じ方を自暴自棄的なものへと変化させてしまいます。当初は、「死にたいくらいつらい」と感じる体験に遭遇し、そうしたつらい感情を忘れたくて処方薬の錠剤をまとめて過量に口に放り込んだ人も、酩酊が深まるにしたがい、「何だか生きてるのが面倒くさくなったな」、「このまま死んでもいいかな」、「いっそこのまま死ぬか」、「よし、いまから死のう」と、当初と異なる考え方をするようになってしまいます。

つまり、過量服薬による酩酊は、「つらい気持ち」を「死にたい気持ち」へと変化・変質させてしまうのです。この状態に、やはり酩酊によって高まった衝動性が加われば、一気に致死的な行動へと背中を押されてしまいます。

実際、自殺した人のなかには、最期の致死的行動（首吊りや飛び降りなど）の直前に、処方薬を過量服薬している人がいます。おそらく過量服薬による酩酊が衝動性の亢進をもたらし、自殺行動を引き起こしたのでしょう。

もちろん、「死に対する恐怖感」をやわらげようとして、意図的に過量服薬した人もいるのでしょう。しかし、それと同じように、つらい気持ちを紛らわせよう、いまを生き延びようとして、処方薬をたくさん服用した人もいるはずです。そして、酩酊するうちに、自殺を思い立ち、決意した人もいるはずなのです。そのような人は、もしかすると過量服薬してなければ、死なずにすんだ可能性もあります。これは、とても悔しく、残念な結果です。

ただ、誤解しないでください。こんなふうに過量服薬の危険性を強調したからといって、私は過量服薬した人を責めているわけではありません。もしもあなたが過去に過量服薬したことがあったとしても、それは仕方のなかったことだと思います。なぜなら、その瞬間は手に負えない怒りの感情や恐怖を抑える術《すべ》は他になかったでしょうから。

とにかくいまあなたが生きていてよかったと思います。大切なことは、次に同じ状況に遭遇した際に、より安全な方法で事態を切り抜けられるように、いまから対策を立てておくことなのです。

第6章

# 「食べるのがこわい」「食べるのがとまらない」——摂食障害

あなたは、体重のちょっとした増減に一喜一憂してしまう傾向がありますか？　太るのが怖くて食事がとれなくなったり、さびしい気分のときに、まるで心のなかにぽっかりと空いた穴を食べ物で埋めるかのように、食べすぎてしまったりすることはないですか？　そして、食べすぎたあとに後悔して自分を責めたりすることはないですか？

自傷を繰り返す人のなかには、摂食障害を合併していたり、摂食障害的な傾向を持つ人が少なくありません。ときには、「自傷が治まったら、今度は『食べ吐き』（過食・嘔吐）がはじまった」といったように、まるで「モグラ叩き」のように、両者の症状が移行しあうこともあります。その意味で、摂食障害は狭義の自傷とは異なりますが、やはり自傷と密接に関係するものといえるでしょう。

本章では、自傷と摂食障害との関係について取り上げたいと思います。

# 摂食障害とは

本書は、摂食障害をメインに取り上げた本ではありませんが、自傷との関係を理解しやすくするため、ごく簡単に、摂食障害に関する一般的な説明をしておきたいと思います。

摂食障害には、大ざっぱにいって拒食症と過食症の二つのタイプがあります。拒食症と過食症とは別の病気というよりも、同じコインの表裏のような関係にあります。つまり、「やせ願望」と「肥満恐怖」という共通する心の問題をベースにして、経過のなかで拒食期と過食期が交互に目立ったり、引っ込んだりしながら推移していくのが通常です。

最も典型的な症例では、ダイエット、もしくは、ストレスや感冒などで食欲が低下するところからはじまることが多いように思います。このとき、周囲から体重減少を褒められたりすると、本人が食事量を減らすことに意識が向くようになり、摂食障害へと発展することが少なくありません。要するに、最初は拒食的なエピソードからはじまることが多いのです。

しかし、通常はこの拒食エピソードはやがては終わり、今度は、リバウンドにより、以前よりもたくさん食事する時期が続きます。この最初の拒食エピソードからの回復期に、食事量をコントロールしようとしない人のなかには、そのまま自然治癒してしまう人もいます。というのも、この時期の過食は、時間経過とともに次第に治まっていくことが多いからです。

問題なのは、この時期のリバウンド的な過食に驚き、何とかして食事量を減らそう、コントロールしようと意識してしまうことです。この場合、本人の意向とは裏腹に、かえって過食が悪化してしまうからです。当然ながら、体重が増加します。これに対して、過食した分を何とか帳消しにしようと、自分の喉の奥に指を突っ込んで嘔吐するなどの行動（「代償行動」）をとると、一気に難治化、慢性化していきます。というのも、嘔吐した後には以前よりも強い空腹感を自覚することが多く、嘔吐後にはさらに過食をする必要を感じてしまうからです。結局、過食と嘔吐とは、それこそ「マッチポンプ式」にお互いでお互いをエスカレートしていくわけです。

その後の経過は、大体、次の三つのパターンのいずれかです。第一のパターンは、過食は続くものの、嘔吐はしなくなるというものです。これは治癒へと向かう際にたどることが多い経過でもあります。第二のパターンは、過食をやめて絶食状態となり、いまいった、最初の拒食からの一連の流れをふたたびたどりなおします。そして第三に、このまま過食・嘔吐がずるずると続くというパターンです。第二・第三のパターンは、摂食障害が慢性化し、とても長い経過になることを意味します。

## 摂食障害は自傷なのか

拒食にせよ、過食・嘔吐にせよ、長期間続けていれば、さまざまな健康被害が引き起こされます。その意味では、摂食障害は広義の自分を傷つける行動に含まれます。しかも、身体を傷つける動機は「やせたい」もしくは「太りたくない」と、自殺以外の目的からなされており、この点でも、自傷の要件を満たしています。

しかし、薬物乱用・依存と同様の理由から、摂食障害は狭義の自傷には含まれません。すなわち、摂食障害が引き起こす健康被害は、長い時間をかけて蓄積された結果生じ、しかも、その健康被害は主に内臓です。その意味では、リストカットなどの自傷に見られる即時性（行為の結果がすぐに現れる性質）はありません。何よりも、当の本人は「やせたい」「太りたくない」と思っているだけで、「自分の身体を傷つけている」という認識がほとんどないという点が、自傷とは峻別すべきポイントです。

摂食障害は自傷とはいえない一方で、薬物乱用・依存と同様、やはり自傷と密接な関係があります。一般の中学生・高校生における自傷経験者のあいだでも、その多くにさまざまな程度の食行動異常が認められますし、精神科通院中の自傷患者さんのかなりの割合が摂食障害を合併しています。

また、臨床現場でよく見られるのは、「リストカットはしなくなったが（あるいは、頻度が減ったが）、代わりに今度は過食・嘔吐が激化した」といった具合に、両者が交代に出没するというパターンです。あたかも自傷が担っていた役割が、摂食障害にバトンタッチされたような具合です。このような現象に遭遇すると、自傷と摂食障害とのあいだには、一種の等価的関係があるような気もします。

そのことを支持する研究者の見解もあります。摂食障害の症状には、自傷と同様の「気分を変える」効果があるという指摘です。たとえば、拒食症における空腹感・飢餓感や、過食症における嘔吐の苦痛には、自傷における疼痛刺激と同様、患者さんの気分を高揚させる効果がある可能性が報告されています。

また、ケースによっては、「罪悪感」との関係で共通点が見られることがあります。自傷患者さんのなかには、一定の割合で「罪悪感」を体験することを契機として自傷する人がいますが、過食症患者さんのなかにも、「せっかく母親が作ってくれたものを吐いてしまった」と、嘔吐後に自覚する罪悪感から、「悪い子である自分を罰するため」という理由から自傷する人がいます。

いずれにしても、自傷する人の治療や援助では、摂食障害は無視できない問題です。というのも、リストカットのように「切る」タイプの自傷をする患者さんの追跡調査から、摂食障害の症状が存在する患者さんは、近い将来、深刻な自殺行動におよぶ可能性が非常に高いことが明らかにされているからです。もしかすると、そのような患者さんは、「切る」という行為に加えて、拒食や過食後の嘔吐といった異常な食行動によって、身体を傷つけることや身体的疼痛に対する感覚鈍麻がいっそう進行してしまうのかもしれません。

## ある女性の例

自傷する人では、拒食期・過食期の推移にともなって、自傷の頻度や程度もさまざまに変化します。そのことが示された、ある女性の例を見てみましょう。

その女性患者さんが理想と考える食生活は、毎日、ヨーグルトと野菜だけを食べるというものです。この食生活を維持できていれば、食事や体重のコントロールがうまくいく。彼女はそう信じていて、この食生活を守れているときには、精神状態は安定していて、活発に仕事や勉強に打ち込み、友人との社交にも積極的です。

もちろん、仕事や人間関係で嫌なことはあります。そんなときでも、たまに「やりすぎない程度」の自傷をするくらいで、何とかバランスを保てます。彼女はまた、拒食による空腹感・飢餓感が、自傷と同じ種類の身体刺激として、自分を励まし、気分を爽快にしてくれるように感じています。

しかし、対人関係のストレスや不安、仕事の疲れなどが募ってくると、次第に、自傷が悪化していきます。やがて、自傷の「鎮痛効果」が減弱し、「切ってもつらいが、切らなきゃなおつらい」の状態に達し、自己嫌悪で気分はボロボロです。

ここで彼女の食行動は過食に転じます。食べ出すととまらなくなります。特にケーキや菓子類を食べるとスイッチが入り、冷蔵庫にあるものをすべて平らげたくなるのです。当然、体重が増加し、人前に出るのが嫌になります。

彼女はこの状況を変えなければと焦り、三度の食事を我慢したり、主食をとるのをやめたりします。しかし、そうした食事制限のツケは、夜になって爆発します。空腹で眠れなくなり、結局、自分を抑えきれずに菓子類を過食してしまうからです。

夜、過食しないですむようにと、彼女は、睡眠薬を多く飲んで眠ろうとします。しかし、これも裏目に出てしまいます。睡眠薬で意識が朦朧とした状態で、いつも以上にひどい過食をしてしまうからです。

そこで、今度は過食後に嘔吐することを試みます。一時的には効果があり、体重増加に歯止めがかかります。嘔吐する際の苦しさが自傷のように身体への刺激になるのか、意識がシャキッとする感じもします。そういえば、これと同じ感覚は、以前、太らないようにと、下剤を大量に服用した際にも感じました。激しい腹痛にたえながら、大量の水様便を排泄するときに、意識がシャキッとした感じがしました。

しかし、これもまた長続きしません。すぐに慣れが生じて、以前よりも大量に過食し、大量に嘔吐しないと、体重も精神状態も維持できなくなってしまいます。気づくと、仕事から帰ると深夜までずっと過食・嘔吐を続ける状態に陥ってしまうのです。

寝不足のまま仕事をし、それから深夜まで過食・嘔吐する生活は体力を消耗させます。疲労が蓄積し、次第に嘔吐する気力もなくなってきて、大量に過食したまま、自分でも気づかないうちに寝ついてしまう日が続きます。

こうした日々を過ごすうちに、体重はどんどん増えていきます。とてもみじめな気分になり、彼女は「もう死のう」と決意し、手元にある睡眠薬の錠剤をすべてまとめて口に放り込みます……。

## コントロールの試みとしての摂食障害

この事例は、現実の患者さん何人か分の情報をつなぎ合わせて、個人の特定ができないかたちで一つの事例にしたものです。自傷と摂食障害の両方の問題を持つ患者さんとしては、非常に典型的だと思います。

事例を見るとわかるように、自傷と摂食障害の症状とは、経過中、手と手を取り合って消長しています。いずれにも共通しているのは、食行動や自己評価、気分・精神状態を**コントロールしようとする試み**であるという点です。また、最終的には失敗に終わったとはいえ、おそらく処方薬の不適切な使用や嘔吐にも同様の機能があった可能性があります。

それにしても、なぜそこまでしてコントロールに執着するのでしょうか？

私は、自身の臨床経験から、子ども時代に虐待や緊張に満ちた家庭のなかで大人に振り回され、翻弄され、コントロールされてきた経験がある人ほど、「自分でコントロールできる」ことに強くこだわるようになると考えています。同時に、コントロールに執着する人ほど、「自分には何かできることがある」という自信を欠いているという印象を持っています。

本来であれば、そのような人ほど、ささやかなコントロール成功体験を積み重ねて、自らに対する自信を回復してほしいところです。しかし、この事例を見るかぎり、コントロールの試みはことごとく失敗し、いわゆるドツボにハマっています。この悪循環をいたずらに繰り返していると、人生における時間が前に進まないだけでなく、いつか本当に命を落としてしまう危険があります。

その意味では、この女性が本来の「自分らしい生き方」を取り戻すには、自傷、処方薬乱用・依存、摂食障害のすべてに対する目配りが必要です。いずれか一つだけに援助の手をさしのべても、おそらく他の問題がエスカレートします。あるいは、モグラ叩きのように、「一つ消えたら、別の一つが出てくる」という状態になってしまうでしょう。

もしもあなたがこのような事態に瀕したとしても、焦らないことが大切です。私は決して、「だから、まずはとにかく拒食や過食をやめるべきなんだ」などというつもりはありません。「自分はいま何かがつらいんだな」と、自分の状況を認めてあげること、そして、もし余裕があれば、「何がつらいのか」を考えてみる。まずはそこからはじめましょう。

それには理由があります。私の経験では、摂食障害患者さんの自殺は拒食や過食・嘔吐が一番ひどいときには案外起こらず、むしろそういった食行動異常が見られなくなり、周囲からすると、「最近ずいぶんよくなったね」という時期に生じることが多い、という印象があるからです。食行動異常は何らかの精神的苦痛をやわらげたり、そこから意識をそらしたりするのに役立っていたような気もします。それなのに、生きづらさの根本的な原因が解決しないまま、摂食障害の症状だけを手放せば、そのがんばりはかえって裏目に出るでしょう。

大事なことは、ゆっくりとよくなることです。急ぐ必要はないのです。

## ピアスとタトゥ――ボディモディフィケーションは自傷？

あなたは、自分の身体にボディピアスやタトゥを入れていますか。

自傷の問題を突き詰めていくと、耳たぶ以外の顔の部位や身体へのピアス、あるいはタトゥは自傷の一種と考えるべきなのかどうか、という疑問に行き当たります。

確かに、ボディピアスやタトゥもまた、「自殺以外の目的」から、「このくらいであれば死なないという予測」にもとづいて、自分の身体を損傷しています。それに実際、ボディモディフィケーションの愛好家を見ていると、一つだけのボディピアス、あるいは、一つだけのタトゥですんでいる人はまれです。むしろ次から次へとエスカレートしているように見える人もいます。

やっぱりボディモディフィケーションは自傷なのでしょうか。

もしもそうだとすれば、将来、自傷を手放す際に、あなたはピアスまで断念しなければならないのでしょうか。

### 自傷の基準は時代によって変化する

何をもって自傷と定義するのかは、その時代の風俗や文化、あるいは地域性によってさまざまに変化します。

たとえば、女性のイヤリングを考えてみてください。私の感覚では、ふつうの女性がごくあたりまえに耳たぶにピアスの穴を開けるようになったのは、たぶん１９９０年以降だと思います。少なくとも１９８０年代、イヤリングはピアス式ではなく、ネジ式（一部、クリップ式や磁石式）が主流であったと記憶しています。

もちろん、１９８０年代当時、少数ではありましたが、耳にピアスの穴を開けている若い女性はいました。しかし、それをするにはかなりの度胸と、近隣の大人たちから「不良」呼ばわりされても気に留めない、ある種の居直りが必要でした。実際、当時、耳にピアスをしていた女性は、多少とも「社会に対する怒り、抗議の表明」といった雰囲気を醸していたという気がします。おそらくその当時は、ピアスには自傷的な意味合いがあったのでしょう。

しかし、現在は違いますよね。ネジ式のイヤリングにこだわる女性は、古風ではあるけれど、ひょっとすると流行や時代の流れに疎《うと》い人、下手をすると、周囲に合わせられない、ちょっとズレた人と誤解されかねません。実際、どこかに落としたりしてしょっちゅう紛失したり、また、アクセサリーショップで購入しようとしても、ネジ式のイヤリングの品数の薄さに愕然《がくぜん》としたりすることもあるでしょう。

同じことは、タトゥにもいえます。2000年以前のわが国では、タトゥはもっぱら「和彫り（手彫り）」の模様で、それはアナーキーな生き方を決意した人だけのものでした。しかし、現在は違います。ファッション感覚で「洋彫り（機械彫り）」のタトゥを腕や脚に入れている若者は、かつてほどめずらしい存在ではなくなっています。

## 自傷と考えるべきボディモディフィケーション

自傷する人はボディピアスやタトゥに対して親和性があります。身体に傷をつけることへの抵抗感がないのかもしれませんし、あるいは、生きていくうえで決意したり、祈ったりすべきことが多いせいかもしれません。しかし確実に、単に「痛み」がほしくてやっている人もいます。たとえば、何かつらい出来事の後に自分の気持ちをコントロールしようとして自らピアッサーを操作して耳に穴を開けたりします。それも、痛みに鈍感な耳たぶの部分ではなく、耳の上方の耳介軟骨の部分に、です。この場合は明らかに自傷と捉えるべきでしょう。

一般に自傷する人たちのなかで、リストカット単独の人と、リストカットもするがボディモディフィケーションもする人とでは、後者の方がやさぐれた気持ちが強く、「死にたい」と考えている人が多い傾向があります。その意味では、自傷する人の場合には、新たなピアスやタトゥが増えた場合には、必ず現実の生活のなかで何らかの困難が生じていると考えた方がよいかもしれません。

ちなみに、ある行為がボディモディフィケーションなのか、それとも自傷なのかを見分けるには、ピアスを開けたり、タトゥを入れたりするときの方法が丁寧なのかどうかに注目するとよいでしょう。専門技術を持った施術者にしてもらったならばファッションとしての側面が強いでしょうが、自分で、しかも自己流の方法でやったのならば、何らかの理由から、「心の痛みに蓋をできるような身体の痛み」を必要とする事態があったと考えるべきです。

実際、診療場面において、自傷患者さんが新たにピアスの穴を開けてきた場合には、こう質問します。

「ねえ、その新しいピアスの穴を開けたのって、100パーセント、ファッションのため？ それとも、痛みが必要だった部分もある？」

もしも患者さんが、「実は痛みも……」と答えた場合、それは一種の自傷と捉え、「何があったの？ 教えて」と、近況を話すように促すようにしています。

第7章

# 自分を傷つける関係性

これまで見てきたように、自分を傷つける行動にはさまざまなものがあります。直接的に自分の身体を傷つける行動——つまり、狭義の自傷——もあれば、物質の乱用・依存や食べない／食べすぎることを通じて、間接的かつ長い時間をかけて、じわじわと自分を傷つける方法もあります。そして、自傷を繰り返す人の多くは、こうした広義の自分を傷つける行動を複数抱えているものです。

しかし、これらの自分を傷つける行動の多くは、結局は人と人との関係性を土台にして生じ、そのような関係性のなかで維持されています。いいかえれば、自分を傷つける行動の根底には、何らかの自分を傷つける関係性があるのです。さらにやっかいなことに、自分を傷つける行動自体が新たな自分を傷つける関係性を招いてしまうこともあります。

自傷を繰り返す人のなかには、このような「自分を傷つける関係性」の泥沼にはまり込み、そこから抜け出せなくなっている人が少なくありません。ときには、そのような関係にとどまること自体が、広義の自傷と感じられることもあります。

あなたは、現在、自分を傷つける関係性を持っていますか？

第Ⅰ部の最後にあたる本章では、そのような関係性について考えてみましょう。

## 否定される関係性

自分を傷つける関係性は、大きく三つのタイプに分けられます。

第一のタイプは「**否定される関係性**」です。

人は誰でも自分を否定される体験を繰り返すると、自分を嫌いになりやすく、その結果、自分を大切にできなくなるものです。当然、自分の身体を傷つけることに対するハードルもどんどん下がっていきます。その意味では、そのような相手を否定する人との関係を続けること自体が自傷的であり、私はそれを「否定される関係性」と呼んでいます。

否定される関係性にはさまざまなパターンがあります。まず、いくら求めても自分を愛してくれない……でも、その相手をあきらめきれないという関係は、あなたを打ちのめします。

たとえば、「自分を認めてほしい、褒めてほしい」とずっと願っているのに、いつもダメ出ししかしない親との関係があります。「いくら勉強や仕事をがんばっても、そのがんばりに気づいてくれない……」、「他のきょうだいはちゃんと認められているし、評価されているのに、なぜ自分だけは……」。そんな思いがあなたのなかで渦巻くと、「やっぱり私は要らない子、余計な子なんだ」と思い知らされた気がして、目の前が暗くなることでしょう。

あるいは、不倫や、恋人から二股をかけられている、浮気されていると知りながら続けている関係です。二人でいるときには楽しく過ごせていたとしても、一人でいるときには、「自分が相手にとってオンリーワンでもナンバーワンでもない」という現実や「他の誰かよりも劣っている」という思いに、あなたは打ちのめされるでしょう。

それから、暴力を振るうパートナーとの関係、あるいはいつも自分の都合でセックスを求めてくるパートナーや、責任もとれないのに避妊してくれないパートナーとの関係も、否定される体験となりえます。そうした体験は、あなたに自分の価値について疑問を抱かせる出来事になるからです。

否定される関係性は、日常生活における身近な人との関係のなかに認められることもあります。学校の先生、職場の上司といった立場にある人との関係では、「毎日のように頭ごなしの叱責をされる」、「いつもダメ出しされている」というのがそうです。また、家族や恋人、友人から、「バカ」、「ブス」、「デブ」といった、能力や容姿を否定する言葉を繰り返し浴びせられる体験、あるいは、議論の席で意見をいうと、きまって「だからおまえはダメなんだよ」と自分の発言が否定され、反論されるという体験なども、まさに否定される体験といえます。

このような体験は、自分で自覚している以上に大きな心理的ダメージとなることがあります。特に、自分が一番認めてもらいたい相手からされる場合には、そのダメージは計り知れないほど大きいでしょう。それでいて、あなたはその相手から離れ、被害を避けることができません。あなたには「何とかしてあの人に認めてもらいたい」、「褒めてもらいたい」、「自分を認めてもらいたい」という気持ちがあり、その思いがかなえられる日を夢見て、その関係性にとどまってしまうことがあります。また、自分の能力にすっかり自信を失ってしまい、「自分はダメな人間だから、あの人なしでは生きていけない」と、その関係性から脱出する気力を失う人もいます。

いずれにしても、このような関係性はあなたの心のエネルギーを消耗させます。あなたは、「何か深刻な身体の病気ではないか？」と疑いたくなるほど、異様なまでに疲れやすくなります。そして、勉強や仕事の意欲が急速に萎《な》え、部屋の掃除や入浴にも難儀するほど、気力というものがまったくわいてこなくなります。「消えたい」、「いなくなりたい」という考えも脳裏をよぎるでしょう。

そんなときに自傷をはじめる人がいます。すでに自傷をしている人ならば、おそらく自傷はこれまで以上にエスカレートするでしょう。

なかには、「疲れやすくて、何事にも意欲が出ないのは、うつ病のせいではないか」と考えて、精神科を受診する人もいると思います。そして、もしかすると、予想通り「うつ病」と診断されるかもしれません。

もちろん、精神科を受診すること自体はよいことです。専門医の意見には参考になるものもあるかもしれません。ただ、注意してください。あなたの問題は、「精神科で出されたお薬を飲めばそれですべてが解決……」というほど単純な話ではありません。もしもあなたが自分の苦悩を薬だけで解決しようとして躍起になれば、今度は処方薬の乱用・依存へと陥ってしまう可能性があります。

## 支配される関係性

自分を傷つける第二の関係性は、「**支配される関係性**」です。

たとえば、恋人と何かの話題について話し合っていたとしましょう。そのときあなたは、相手の意見に対して「自分はちょっと違う考えを持っている」とごく控えめに異を唱えます。すると、とたんに相手は不機嫌となります。ものすごい勢いで反論し、長時間にわたってネチネチと説教をするわけです。その説教は、最終的にあなたが相手に屈服し、相手と同じ意見へと「改宗」することを誓うまで続きます。

このようなやりとりを通じてあなたが体験するのは、単なる「否定」だけにはとどまらず、屈服、服従、隷属を余儀なくされるという出来事です。このような関係性を、私は「支配される関係性」と呼んでいます。

支配される関係性の相手は、しばしば嫉妬深く、束縛が強い人です。たとえば、あなたが職場の仲間との宴会に出席することを好まず、同性の友人と食事に出かけることにさえ難色を示します。あなたが仕事をすることにも抵抗感を抱いている場合もあります。あなたがいろいろな人と知り合う機会を持ったり、自由になるお金を手にするようになったりするのが嫌なのでしょう。その意味で、相手はあなたから裏切られたり、あなたを失ったりすることを恐れているともいえます。

もしかすると、あなたは相手の嫉妬や束縛に、「自分はすごく愛されている」と感じるかもしれません。あるいは、「この人は誰からも理解されずにきた人なんだ」と、自分と同じ匂いを感じて、「私しかこの人を救えないから、私はこの人を受け入れて、どこまでもついて行く」と決意してしまう場合さえあるでしょう。

でも、それはとても不健康な関係性です。

なぜなら、相手の束縛や支配は必ず脅しや暴言、ときには暴力を引き起こします。いつの間にかあなたは、相手を怒らせないように、いつもびくびくして生活するようになります。自分の発言の何が相手の逆鱗に触れるかわからないので、特に後ろめたいことがないことでも、報告するのを控えたり、ちょっとした嘘をついたりします。たとえば、職場の飲み会に参加したことを、「友人の相談に乗っていた」とか、「親と食事をしていた」などと、必要のない嘘をついたりします。しかし、その罪のない、つく必要のなかった嘘がバレれてしまい、結局、相手の怒りを買うこととなり、束縛と支配のルールが以前にも増して厳しくなってしまった……。こうした、笑うに笑えない話は、私自身、自分を傷つける患者さんからよく聞かされます。

支配される関係性の相手が、表向き優しく善意に満ちているように見える場合もあります。

あなたの周囲には、一見すると親切な人を装って、あなたの髪型や服装にあれこれと細かな注文や助言をする人、食べ物や音楽の好みに口出しする人、仕事や健康上の問題、恋愛や結婚のことを過度に心配する人はいませんか。そして、さすがに煩わしいと感じたあなたが、「うるさい、放っておいて」と反発すると、「あなたのためを思えばこそ、いっているのよ」などと、ことさらに善意を強調する人はいないでしょうか。

このような人には要注意です。このような親切心や善意の干渉はとてもやっかいです。それを拒めば、あなたは理不尽な罪悪感を抱かされるでしょうし、受け入れれば受け入れたで、文字通り「真綿で首を絞められる」ように束縛されていく感覚を体験するはずです。そう、あなたは支配されているわけです。

支配される関係性は自傷の原因や誘因となります。というのも、他者からの支配を受け入れることは、自分の感情や欲求を押し殺して、相手に合わせることを意味します。それはそのまま、「つらい環境に過剰に適応するために、身体の痛みで自分の感情に蓋をする」という自傷と同じ構造だからです。

それから、もう一つ注意すべき支配される関係性があります。それは、「何とかしてあなたの自分を傷つける行動をやめさせたい」と、熱心にあなたにかかわってくれる人たち（精神科医やその他の援助者、あるいは家族や恋人、友人）との関係です。本来、あなたを助けてくれる人たちが、熱心さのあまり、あなた自身の気持ちを飛び越えた支援を行ってしまうこともあります。たとえば、あなたの行動を変えようと躍起になるあまり、あなたへの助言が、「あなたのありのまま」を無視した、まるで命令のようなニュアンスを帯びてしまうことがあるのです。

こうした状況では、おそらくあなたはますます素直に助言に耳を傾けられなくなるでしょうね。治療・援助関係における「支配／被支配」の関係、あたかも「綱引き」のような関係は、治療や援助を失敗させます。自傷がかえって悪化してしまうこともまれではありません。

本来は、援助者の方で注意しなければならないことではありますが、もしも援助者が気づいてないようならば、当事者であるあなたの方から指摘するのがよいでしょう。

## 本当のことをいえない関係性

否定されたり、支配されたりする関係は、最終的に人を嘘つきにします。正直に話したら叱られる、非難される、相手を怒らせてしまう、暴力をふるわれるという不安が、あなたが「ありのままの気持ち」を表現することにブレーキをかけるでしょう。

私は決して嘘をつくのが悪いといいたいのではありません。だって、嘘は、あなた自身が身を守るうえで役立つこともありますよね。正直に話したら、相手から殴られる場合もあります。ですから、私は、一時的、緊急避難的に嘘をつくのは「あり」だと考えています。

問題は、いつも嘘をつかないと維持できない関係性にとどまり続けることなのです。はたしてそのような関係性は、あなたにとって安全で、安心できる関係といえるでしょうか。そして、安全でない、安心できない関係のなかで、「携行用鎮痛薬」である自傷を手放すことができるでしょうか。

　このような関係性のことを、私は**「本当のことをいえない関係性」**と名づけています。この関係性は、否定される関係性や支配される関係性の結果として生じることが多いのですが、その一方で、否定や支配のない場合にも生じることがあります。

　たとえば、自分に自信が持てず、「本当の自分を見せたら、嫌われるのではないか」という不安から、本当のことをいわない人がいます。あるいは、恋人とのセックスの際に、本当はちゃんとコンドームをつけてほしいのに、「そんなことをいったら、前の恋人のように不機嫌になるのではないか」という心配から、自分の気持ちを伝えられないという場合もあるでしょう。

　本当のことをいえない関係性はまた、自分のことを親身に、そして大切に考えてくれている相手とのあいだでも生じることがあります。たとえば、自分を大切に考えてくれている親に心配をかけたくない、傷つけたくないという気持ちから、本当のことをいえなくなってしまう、といった場合などは典型的な例です。

　本当のことをいえない関係性は、ちょっとややこしい、ひねくれたかたちで出現することもあります。

　自傷する人のなかには、恋人から優しくされると、「裏があるのではないか」とか、「いつか自分を裏切るのではないか」と不安になるという人が、一定の割合でいます。おそらく極端に自分に自信がなく、また、人から優しくされることに慣れていないせいもあるでしょう。

それで、「本当に自分を大切に思っているのか」、「どこまで自分を受け入れ、許してくれるのか」を確認しようと、わざとわがままをいったり、相手の嫌がることをしたりするのです。あるいは、「どうせこいつも私を捨てるのだ」という思い込みがあり、「フラれるくらいなら、こっちからフル方がまし」といわんばかりに、唐突に自分から別れ話を切り出す人がいます。もちろん、それは彼らの本意ではありません。本当の気持ちはまったく正反対なのです。

このようなひねくれた方法は往々にして裏目に出て、結果的に、大切な人を失ってしまうことがあります。人を信じられないのは仕方ないにしても、さすがに行きすぎですよね。「石橋を叩いて渡る」ではなく、「石橋を叩いて破壊し、渡れなくする」という感じです。

同様の弊害は、学校の先生や職場の上司、同僚、あるいは友人といった、身近なサポーターとの関係でも見られることがあります。サポーターの優しい対応に戸惑い、不安になってしまい、「この人はどこまで自分を受け入れ、許してくれるのか」を確認しようと無理難題を訴え、最終的に身近なサポーターたちを疲弊させてしまい、支援をあきらめさせてしまうことがあります。あるいは、「どうせこの人も自分を見捨てるのだ」と決めつけて、自分が困っていることを正直に話さなかったり、「自分のような価値のない人間は優しくされる資格はないし、きっとこの人も迷惑だろう」と勝手に判断して、自分を助けてくれる人との関係から去ってしまったりする人もいます。もちろん、こうした行動はあなたの本意ではないはずです。

## 危険な恋愛に注意しましょう

ここまで、「自分を傷つける関係性」の三つのタイプ――「否定される関係性」、「支配される関係性」、「本当のことをいえない関係性」――について見てきました。これらはいずれもあなたにとって大切な人とのあいだに生じる問題という点で共通しています。ただ、もしもあなたが女性であれば、最もやっかいなのは恋人とのあいだに生じる場合でしょう。

なぜでしょうか。

まず自傷する人には、家族とのつながりが希薄な人が少なくありません。そもそも、彼らの多くは、子ども時代に家庭のなかでさまざまな苦痛や困難を体験しており、成人した後も親やきょうだいとの関係が良好とはいえない状況にあります。たとえ、表面的に家族とうまくいっているように見えても、困ったときにＳＯＳを出せるような信頼関係ではなかったりします。

また、自傷する人のなかには、友人との関係作りが苦手な人が少なくありません。自傷する人のかなりの割合の人が、小・中学校の頃にいじめ被害に遭っていますが、そうした経験を持つ人は、いつも「また仲間はずれにされるのではないか」、「陰口をたたかれるのではないか」という不安を抱えています。そのせいで、なかなか友だちの前で素の自分を出せません。

それから、自分に自信が持てないせいで、いつも自分と友人を比較しては、友人がみんな自分にないもの——成績、仕事、才能、容姿、性格、さらには交友関係——を持っているように感じてしまうのです。結局、友人と会っても、支えられるどころか、羨望や嫉妬に悩まされるだけのものでしかありません。

以上のような事情から、孤立している女性は自分を傷つける関係性から自分をうまく守れません。それどころか、自分を否定し、支配するような「問題を抱えた危険な男性」に惹きつけられ、吸い寄せられてしまいがちです（皮肉なことに、「問題のない、安全な男性」にはなぜか惹かれず、退屈に感じられたり、キモいと感じたりするようです）。そして、あっという間にその関係性にのめり込み、同時に、自傷やその他の自分を傷つける行動もエスカレートしていきます。

その意味では、孤立こそが自分を傷つける関係性の、そして、自分を傷つける行動の温床といえるかもしれません。

第II部

# 自分を傷つける生き方から回復する

第8章

# 自傷の状況を観察する

## 自傷に対するコントロールを取り戻すために

第4章で私は次のような内容のことをいいました。

「生きるための自傷であっても、繰り返されるたびに少しずつ死をたぐり寄せる。その意味では、死への迂回路である。しかし、迂回すること自体はまちがっていない。迂回して稼いだ時間を使って生き延びるための対策を立てることが大切」

この言葉、あなたはどう思います？

「えー、ていうか、生き延びたくないし、できれば、死にたいんですけど……」

こんなふうに思うかもしれませんね。

もしもあなたがすでに自傷の「鎮痛効果」がなくなっているのに気づいていて、それなのに、自傷にふりまわされる感覚を抱いているとしたら、そう思うのも無理はないでしょう。おそらく、自傷をはじめる以前よりもいまの方が「消えたい」、「いなくなりたい」という気持ちははるかに強くなっているはずですから。おまけに、これまでたくさん自分を傷つけてきたせいで、死に対する恐怖感も不思議と以前ほどは感じなくなっているでしょう。「もういっそ死んだら楽だろうなあ」という考えがわいてくるのは、ある意味で当然ともいえます。

でも、ここは自傷をはじめた頃の原点に立ち返ってみましょう。

第1章でいったように、自傷のそもそもの動機は前向きなものです。たとえばあなたは、苦痛から意識をそらして、いまを生き延びるために、あるいは、感情の爆発を抑え、自分をコントロールするために自傷をしてきたのではないでしょうか。そうだとすれば、この機会に、自傷に対するコントロールを取り戻し、自傷よりももう少し安全で健康的な対処方法を考えてみるのも悪くないと思います。

勘違いしないでください。私は決して「自傷をやめなさい」といっているわけではないのです。もちろん、自傷はしないにこしたことはないとはいえ、別に法的に、あるいは倫理的に悪いこととはいえません。私の提案は、あくまでもコントロールを取り戻そうというものです。

それから私は、「あなたが抱えている一番の問題は自傷なのだ」とも考えていません。もしも一番の問題があるとすれば、それは何よりもあなたを取り巻く、自傷せざるをえない現実の状況や環境であり、そのような状況や環境に激しく揺さぶられている、あなた自身の不安定な感情の状態です。それらを解決することこそが最終的なゴールであると考えています。

でも、とりあえず、まずは自傷に対するコントロールを取り戻すところからはじめてみたいのです。その理由は二つあります。一つには、現実の状況や環境を変えるのには時間と手間がかかるということです。もちろん、可能なかぎり、苦痛を引き起こしている状況や環境を変える必要はありますが、いますぐそれに向けて着手しても、結果が出るまでにはどうしても時間がかかります。

もう一つの理由は、「何がつらくて切ったのか」、「何が苦痛の原因なのか」が当の本人にもわからないことが少なくないからです。すでに述べたように、自傷する人は皮膚を切るのと一緒に、つらい出来事の記憶やつらい感情の記憶を意識のなかから切り離し、「なかったこと」にしています。また、そのようにして、いわば「心の痛みに蓋」をしてきたせいで、「悲しい」、「さびしい」、「ムカついた」といった感情語が退化しています。表現する言葉がなければ、私たちはその感情を自覚することはできません。

それでは、自傷に対するコントロールを取り戻すにはどうしたらよいのでしょうか？

最初に着手すべきことは情報収集です。まずはそこからはじめましょう。つまり、自身の自傷を観察し、その特徴に関するデータを集めるわけです。自傷の傷は、一人の人間全体から見れば局所的なものですが、その小さな皮膚の裂け目をじっくりと観察し、傷をめぐるさまざまな現象を検討することで、その人が抱える人生の暗黒が見えてくることもあるのです。

## 傷つけるのは身体のどの部位ですか?

あなたが自傷するのは、身体のどの部位でしょうか?

多くの人は上肢(手〜肩の領域)のいずれかの部位を傷つけると思います。しかし、同じ上肢でも、皮膚表面から血管や腱までの距離が近い「**手首**」なのか、それとも、筋肉や脂肪によって血管が守られている「**腕**」(前腕〜上腕)なのかで、自傷のパターンに多少違いがあります。

たとえば、腕だけを切る人は、「イライラを抑えるため」などといった、不快感情をやわらげるために自傷する傾向があり、自傷した回数は多く、しばしば習慣化しています。また、ストレスがたまると、五感が鈍くなって現実感が希薄になる現象(専門用語で「離人症」といいます)や、記憶が飛んでしまう現象(専門用語で「解離」といい、「離人症」がさらに重篤化した状態です)を呈する人も少なくありません。自傷する際に、痛みをあまり感じない、あるいは、まったく感じないという人は、このタイプに多いように思います。

一方、手首だけを切る人は、習慣性や解離はさほど目立たず、これまで自傷した回数が比較的少ない傾向があります。その一方で、それで死ねるとどこまで予測していたかはさておき、「死ぬこと」を目的として切ったという人、さらには、日頃から死にたいという気持ちを抱いている人は、腕だけを切る人に比べて明らかに多いのが特徴です。

さらに、腕と手首の両方を切る人は、腕だけの人と手首だけの人双方の特徴を併せ持っています。つまり、習慣性や解離が高度であり、同時に、死にたいという考えを抱いている人も多く、うつ状態の程度も深刻です。

その他の身体部位を傷つける人もいます。太腿や脛、お腹、胸など……さまざまです。いずれにしても、傷つける身体部位の数が多いという事態は、一回当たりの自傷がもたらしてくれる、「心の痛みに対する鎮痛効果」が減弱し、その結果として自傷がエスカレートしている可能性を示唆します。それほど遠くない時期に、「切ってもつらいが、切らなきゃなおつらい」という状態に陥る危険性が高いと思います。

それから、ごくまれに、首や顔面、眼球、性器など、脆弱であったり、傷つけると深刻な結果をもたらしたりする可能性が高い部位を傷つける人もいます。こうした自傷をする人は、非常に深刻な精神障害に罹患している可能性があります。

## 服で隠れる部位の自傷と隠れない部位の自傷

自傷する場所について観察する場合には、自傷する部位が**服で隠れる（＝人目につかない）部位**なのか、**服で隠れない（＝人目につく）部位**なのかという点も、見逃してはならないポイントです。

典型的なケースでは、服で隠れる部位を自傷している場合に比べると、隠れない部位を自傷している場合の方がより深刻です。というのも、自分の意志で自傷をコントロールできなくなっている可能性が高いからです。すでに述べたように、自傷行為は基本的に人に隠れて行われるものです。しかし、苦痛が切迫してくると、混乱した精神状態のまま切ってしまうので、その部位が服で隠れる場所かどうかを考えるゆとりもないわけです。そのような人の場合、服で隠れない、人目につく部位を傷つけたことを不本意に感じていますし、実際、服で隠れる部位には、これまでつけてきた多数の傷があるものです。

ただし、まれに、「服で隠れない、人目につく部位に少数の傷があるが、隠れない場所にはまったく傷がない」という人もいます。そのような人は他の人の目に触れることを最初から意識し、自分が何らかの苦境にあることを周囲に知らせようとして自傷している可能性が高いでしょう。

もしもあなたがこのパターンに該当するのであれば、自分は誰に何を伝えたいのかをふりかえって、ノートに書き出してみるとよいと思います。このタイプの人は、自分が抱えている苦痛を比較的容易に言葉にできる人が多いように思います。

## どのような方法で傷つけますか？

あなたはどのような道具を用いて、どのような方法で自分を傷つけますか？

カッターナイフ、カミソリ、タバコ、ライター、壁、硬い家具、コンパス、シャープペンシル、ホチキスなどのうち、あなたが用いる道具はどれでしょうか？　そして、傷つける方法は、「切る」、「突き刺す」、「やけどさせる」、「硬いものに身体の一部をぶつける」などのうち、いずれでしょうか？

一人の人が複数の方法を用いて自傷している、というのはめずらしいことではありません。たとえば、リストカットをしている人の6割あまりは、リストカット以外の方法でも自傷をしているといわれています。

さらにいえば、そのような人がとてもつらい気持ちになったときに、無意識のうちにやってしまう自傷は、必ずしもリストカットとはかぎりません。むしろ多くの場合は、とっさに自分の爪で腕の皮膚を引っ掻いたり、固く握った拳のなかで爪によって手のひらを傷つけたり、唇を噛んだり、腕を齧《かじ》ったりしています。つまり、切羽詰まった状況では、刃物などの道具を手に取る余裕もなく、爪や歯などを用いた、道具を使わない自傷をしてしまうものなのです。

また、現在は1種類の方法で自傷をしている人でも、時期によって自傷の方法がさまざまに変遷してきたという人もいるでしょう。たとえば、高校時代以降はもっぱらリストカットを用いているが、中学時代までは「シャーペンやコンパスで手の甲を突っつく」、「治りかけのかさぶたをはがす」、「血がにじむほど皮膚を掻く」などの方法を用いていた人は意外に多いものです。

このように、自傷に用いている方法が変化したり、種類が増えたりするのは、これまでと同じ方法では刺激に慣れてしまい、以前と同程度の「鎮痛効果」が得られなくなっている可能性、つまり、自傷が持つ「鎮痛効果」が減弱している可能性があります。特に、同じ時期に複数の方法で自傷をしている人は、いままさに、急激な「鎮痛効果」の低下により、自傷がエスカレートしているかもしれません。

なかには、「別にエスカレートしているわけではないが、昔から自分は数種類の自傷をやっている」という人もいるでしょう。

そのような人の場合、たとえば「リストカットは自分を罰するために行い、コンパスでつつくのは自分に気合を入れるため」というように、自傷の種類によって目的が違っていることがあります。また、「腕を齧るのは子どものときに父親から殴られたのがきっかけで、リストカットは高校時代のいじめがきっかけ」という具合に、自傷のきっかけになったつらい出来事の内容が異なっている可能性もあります。

## 不可解でグロテスクな自傷

まれではありますが、自分で自分の首を絞める、金槌《かなづち》で指を打ち砕く、胸に十文字の深い切創を作る、瀉血する、といった不可解で、グロテスクな方法による自傷があります。

このようなタイプの自傷をする人は、やはり深刻な精神障害に罹患している可能性があります。くわしくは後で改めて説明しますが、解離性同一性障害（昔、多重人格障害といわれていた病態です）は、そのなかでも比較的多く見られる精神障害です。これは、つらい記憶を封印した部分が大きくなって、意識のなかで一つの独立した別の人格のようになり（交代人格）、ふだんの自分（主人格）が知らないうちに、その交代人格独自の行動をするようになる現象です。

そのような自傷が見られる場合、主人格と交代人格とのあいだで意見の対立が生じている、あるいは、交代人格が主人格に腹を立てていて、交代人格が主人格を殺そうとする行動が、結果的にそのような一見不可解でグロテスクな方法の自傷として観察される場合があります。

交代人格が主人格に腹を立てる理由として多いのは、主人格がつらい環境や理不尽な状況のなかで、文句もいわずに「よい子」を演じる一方で、「よい子」にふさわしくない「怒り」、「悲しみ」、あるいは、「憎しみ」といった感情を封印し、「何もなかったことにしてしまう」ことです。というのも、封印されたそのようなつらい感情は、すべて交代人格の方に流れ込んでしまうからです。そういった感情がまだ手に負える量のうちはよいのですが、交代人格の方にも限界があります。そうなると、「いい加減にしろ」という怒りが大きくなってきます。それなのに、主人格がまったく交代人格の役割に感謝することもなく、それどころかその存在にすら気づかない状況が続けば、怒りがついには殺意にまで発展してしまうことがあるのです。

なお、このような解離性同一性障害の影響は、一見、ふつうの自傷を繰り返す人にも見られることがあります。それが、本当の意味での解離性同一性障害なのか、一過性のものなのかの議論はさておき、自傷が持つ、「身体の痛みで心の痛みに無理矢理蓋をする」、「皮膚を切ることで心の痛みも切り離す」という性質は、それ自体が意識を分断し、小部屋に分けるという解離とよく似たメカニズムを持っているように思います。

## 傷つける前にみられる考えや行動

あなたには、いつも自傷のきっかけとなる感情（例：怒り、絶望、恥辱感など）や認知（例：「仲間はずれにされている」、「自分はひとりだ」、「私は汚い」、「私の存在は迷惑」）がありますか。あるいは、昔体験した思い出したくない出来事、たとえば、あなたに恐怖感や屈辱感、あるいは激しい怒りを引き起こす記憶のなかのイメージが、自傷のきっかけになることはありますか？後の「自傷日誌」のセクションで再度取り上げますが、こうした「自傷のきっかけ」がわかると、自傷をコントロールするのに役立ちます。

また、自傷する前にアルコール飲料を摂取したり、精神科で処方された睡眠薬や抗不安薬を服用していることはないでしょうか。アルコール飲料や、ある種の精神科処方薬は、大脳皮質の活動を抑えることで不安や緊張をやわらげますが、その一方で、潜在しているさまざまな欲求を解き放ってしまうことがあります。摂食障害の章で、ダイエットしている人が睡眠薬を過量に服用した結果、意識のない状態で過食をしてしまう話をしましたが、そうしたエピソードはまさにその典型です。同じことは自傷にも生じます。アルコール飲料や処方薬による酩酊は、自傷したいという衝動を解き放ってしまいます。

アルコールに酩酊した状態での自傷は危険です。というのも、酩酊時には誰しも痛みに鈍くなり、シラフのときに比べると、どうしても自傷の傷は深く、重篤なものとなりやすいからです。

## 衝動を自覚してから実行までの時間

自傷したいと感じてから実際に切るまでの時間はどのくらいでしょうか。

この時間が短ければ短いほど、自傷に対するコントロールを失っています。

たとえば、自傷をはじめた当初は、学校や職場で嫌なことがあって「切りたい」と感じても、学校や職場で自傷する人はまれです。どんな人でも、「学校や職場じゃマズイでしょ」ということは直感的に理解しています。ですから、自傷は、帰宅するまで、あるいは、帰宅した後に家族が寝静まる深夜まで我慢するというのが一般的です。しかし、まれには学校や職場、あるいは他の公共の場所で自傷してしまう人がいるのも事実です。帰宅するまで自傷を我慢できないという点で、自傷がコントロールできなくなっています。

誤解しないでほしいのは、自傷がコントロールできないのは、決して意志が弱いからでも、我慢が足りないからでもないということです。その人が抱えている苦痛や困難――つまり、「心の痛み」が膨れあがるように巨大化し、自分の手に負えなくなっているからなのでしょう。

## 傷をじっくり観察してみる

あなたの自傷の傷をじっくりと観察してみてください。

その傷は深いでしょうか、それとも浅いでしょうか。自傷とは、自分の気分・感情をコントロールするために、「このくらいだったら命にかかわることはない」と予測して、軽症の傷をつけることです。ですから、あまりに深刻な傷、大量出血を引き起こしたり、重要な血管や腱、神経を傷つけたりするのは、自傷に対するコントロールを失っていて、自傷に自分がコントロールされている状態です。

また、傷が浅くとも、その外見が乱雑で汚く見える場合もコントロールを失っている可能性があります。たとえば、金属の小さなクリップを伸ばしたものを使った、前腕一面のまるで紙やすりで擦《こす》ったような傷などには、本人がかなり冷静さを失った状態で自傷におよんでいる様子がうかがわれます。これも本人が自傷をコントロールできていない状況にあること、つまり、本人が抱える苦痛や困難は、もはや自傷では解決できないほど巨大に膨れあがっていることを示すものだといえます。

## 痛みの知覚と記憶

あなたは自傷する際に痛みを感じますか。

痛みを感じるという人もいれば、少し感じるけど鈍いという人もいるでしょう。そして、まったく感じないという人もいるでしょう。

それから、自傷したときの記憶はありますか。

人によっては、自分が自傷する場面を鮮明に覚えている人もいれば、視覚的映像としては記憶にあるが、「まるで自分がテレビカメラになったみたいに、ただ場面を人ごとのように眺めていただけで、自分がやったという実感がない」という人もいるでしょう。なかには、切っているうちに意識が遠くなって気づいたら眠っていたという人もいるでしょうし、完全に意識のないなかで自傷していて、後で我に返ったら、腕から血が流れていてびっくりしたという人もいるでしょう。

この痛みや記憶について観察するのは、先ほどから何度か触れている**解離**という精神医学的症状が、自傷にどのくらい関与しているのかを把握するためです。

解離という症状は、子ども時代に虐待やネグレクト、あるいは友人からのいじめの被害を受けたり、家族間の激しい暴力を目撃したりしてきた人に見られるトラウマ関連の症状です。そのような体験をしてきた子どもたちは、恐怖や怒り、暴力による身体的疼痛にみちた状況を生き延びるために、いつしか、いわば「知覚や意識と感情とをつなぐコンセントを一時的に抜く」というサバイバル術を身につけています。そうすれば、どんな暴力や侮辱を受けても身体的にも心理的にも痛みを感じないですみます。一種の心理的無感覚状態です。また、記憶にさえ残らないので、「自分には何もつらいことがなかった」として、見た目上は平然と過ごせます。

このようなサバイバル術が、後年、独特のストレス対処法として定着します。つまり、ストレスを感じると、無意識のうちに「知覚や意識と感情とをつなぐコンセントを一時的に抜く」という対処を行い、心理的無感覚状態となることで、困難な状況・場面を切り抜けるようになります。それをすれば、恐怖や怒り、あるいは恥の感覚といった不快な感情を意識から遠ざけることができるわけです。その際、本人はボォーッとした表情をしており、そのあいだの記憶はないか、あっても断片的です。たとえ記憶があったとしても、一種の心理的麻痺状態を呈し、自分の体験が夢なのか現実なのか区別がつかないように感じています。これが解離と呼ばれる現象であり、心を守るための防衛手段といえます。

しかし、解離には困った点があります。確かに解離はつらい状況をしのぐのには有用ですが、つらい状況が過ぎ去った後にまで持続していると、今度は別の不快感情を惹起してしまいます。それは、「生きているのか、死んでいるのかわからない」という、虚無感と死の気配を伴う、不気味な不安です。

そうした状態から回復するために、自傷者は無意識のうちに自分を傷つけます。刃物があれば、それで皮膚を切るでしょうし、なければ自分の腕をわしづかみにして爪を強く皮膚に突き立てたり、引っ掻いたりすることでしょう。もっとも、解離している状態では、切りはじめた当初は痛みを感じません。しかし、何度か皮膚を切って自分に痛みの刺激を与えていくうちに、自傷によってもたらされる疼痛や血液の鮮やかな色といった知覚刺激によって、少しずつ現実感を回復し、それとともに不安感も鎮まっていきます。

「切っているときに痛みを感じないけど、血を見ると我に返って、『あ、生きている』と思ってホッとする」と語る自傷患者の言葉の裏には、「**不快感情↓解離による無感覚↓自傷による痛みや血液といった知覚刺激↓現実感回復**」という一連のプロセスが隠されているわけです。

解離を主症状とする病気のことを「**解離性障害**」といい、これには、比較的軽症なものから重症なものまでさまざまな水準があります。比較的軽症のものとしては、「**離人症性障害**」があります。この状態では、意識の不連続性や記憶の欠落はありませんが、全体的な知覚が鈍くなり、目の前の風景が現実感を失って感じられたり、人の姿が遠く見えたり、人の声が遠く聞こえたりする感覚になります。それに伴って疼痛知覚も低下し、自傷に際しても痛みを感じません。

重症な解離が関与する自傷では、自傷している際の記憶がすっぽりと抜け、気づいたら自分を切っていたという状態を呈したりします。記憶が欠落している時間帯を、本人とは別の意識システムが「別人格」として行動している場合もあります。これが、前にも触れた、「**解離性同一性障害**」（多重人格性障害）」です。

すべての自傷が解離の影響下で行われるわけではありませんが、一般に解離を伴う自傷（**解離性自傷**）は、伴わないもの（**非解離性自傷**）よりも重症です。というのも解離を伴う自傷は、習慣性が高く、エスカレートしやすい傾向があるからです。また、解離状態での自傷は痛覚を欠いているために、傷が重篤なものになりやすく、さらには、解離状態のなかで、高いところから飛び降りたり、首を絞めたりという、非常に致死性の高い自殺行動におよぶ危険もあります。その意味でも、自傷の際の**痛みの知覚や記憶**に関する情報収集が大切なのです。

なお、当初は非解離性自傷であった人も、何度も自傷を繰り返しているうちに、解離性自傷へと移行していくこともあります。

## 傷つけた後の気分・感情の変化

自傷した後、あなたの気分や感情はどのように変化しているでしょうか。

自傷する前の焦燥感やイライラ、不安や緊張感はなくなっていますか。それとも、「また切ってしまった」と自分を責めて気分が落ち込んでいるでしょうか。あるいは、まったく変化がないとか、かえってイライラが強まっているでしょうか。

自傷後に気分や感情が少しでも楽な状態となったり、つらさが少なくなったりしているのなら、自傷の「鎮痛効果」はまだ機能しているといえます。しかし、楽な状態が続く時間が少しずつ短くなっていき、最終的に効果が得られなくなってしまうと、自傷がコントロールできなくなっている証拠です。この段階に達すると、どうしても死にたい気持ちが強くなるので危険です。

なかには、自傷に「鎮痛効果」がなくなったのをよい機会にして、自分なりに自傷をやめようと決意する人もいるでしょう。しかし、それだけにうっかりもう一度やってしまうと、「なんて自分は意志が弱いんだろう……」と自分を責める人がいます。自分を責めるあまり、「自分を罰するため」に重ねて自傷する人がいます。あるいは、「もう一回も百回も一緒」と自暴自棄になって、めちゃくちゃに切ってしまう人がいます。

そのような人にお願いがあります。

ちょっと失敗したくらいで自分を責めないでください。

いったん習慣化した自傷を手放すのは、それほど容易なことではありません。自傷からの回復は、禁煙とおなじように何度も失敗しながら、最終的にやめていくというのが通常パターンです。失敗したら、またやり直せばよいだけです。一回の失敗でゼロに戻るわけではありません。今回のやめようという努力はあなたを成長させています。ですから、以前のスタート地点よりも前進した地点から再スタートが切れるのだということを忘れないでください。

## 自傷後の告白と周囲の反応

あなたは、自傷した後にそのことを誰かに告白しますか。

自傷したことを誰かに告白するということは、あなたは心のどこかで人の助けを求めているか、あるいは、誰かに伝えたい自分の気持ちや感情があることを意味しています。不特定多数の人、あるいは、理解が得られそうにない人に告白するのは好ましくないですが、信頼できる人に告白するのはとてもよいことです。それは、自分自身を助けたい、よい方向に持っていきたいという気持ちの現れだと思います。

一方、自傷した後に誰にも告白しないことは、あなたがそれだけ人を信用していないことを意味します。もしかすると、それだけ人に裏切られてきた歴史があるのでしょうね。あるいは、誰にだったら告白してもよいのか、自分を非難せずに話を聞いてくれる人がわからないでいるのかもしれません。

それでは、あなたが自傷のことを告白するタイプだとして、告白された相手のとる反応はどのようなものでしょうか。驚いて言葉を失ったり、ただ怪訝《けげん》そうな、あるいは気味悪そうな表情をしたりましたか。頭ごなしにあなたを叱責したり、説教したり、非難したり、「もう二度としない」という約束をさせられたりしましたか。あなたに同情し、とても優しく接してくれましたか。あるいは、おそらくはあなたに何と声をかけてよいのかわからずに、見て見ぬふりをしましたか。

なお、こうした周囲の反応はいずれも不適切なものです。いずれも不自然でインパクトの強い反応であり、あなたに、**自傷が持つ他者に対するパワー**を気づかせてしまうでしょう。

自傷の告白に対する適切な反応としては、少なくとも次の三つの条件を満たす必要があります。第一に、冷静で穏やかな態度で向き合ってくれることであり、第二に、告白したことをねぎらってくれることであり、そして最後に、自傷したことを頭ごなしに叱責せず、自傷せざるをえなかった事情に関心を持ってくれることです。自傷を告白する際には、最低でもこの三つの条件を満たしていそうな人を選ぶことが重要でしょう。そうでないと、あなたは告白したことを後悔するに違いありません。

## 自分を傷つける他の行動

本書のI部では、狭義には自傷の定義を満たさないものの、広義の概念である「自分を傷つける行動」として、物質乱用・依存、摂食障害、ボディモディフィケーションの一部、そして、自分を傷つける関係性を取り上げました。

あなたは、自傷の他にこういった問題を持っていますか。

このなかで摂食障害や物質乱用・依存の問題を持っている人は、注意が必要です。以前、私が行った調査では、自傷する患者さんが、近い将来、深刻な自殺行動を起こすことを予測するのに役立つ要因は、何よりもまず、拒食や過食・嘔吐（あるいは下剤乱用）の症状が存在することであり、次いで、薬物乱用・依存が存在することでした。なお、この薬物乱用には、覚せい剤や大麻などの違法薬物の乱用に限らず、精神科治療に用いる処方薬や市販感冒薬・鎮痛薬の過量服薬も含まれていることに注意してください。

なかには、自傷はしなくなったけれど、今度は問題が摂食障害や物質乱用・依存にシフトしたという人もいるでしょう。おそらくそのような人では、摂食障害や物質乱用は、自傷と同様、心の痛みに対する「鎮痛薬」としての機能を果たしているのだと思います。その場合には、そもそも自分の心の痛みは何であるのかを明らかにする必要があります。

それから、すでに述べたように、必ずしも「ボディモディフィケーション＝自傷」ではありませんが、自傷している人が身体に新たにピアスやタトゥを入れた場合には、ファッション以外の理由がある可能性があります。また、「自傷はしなくなったが、今度は、ボディモディフ

ィケーション にハマっている」という人の場合には、ボディモディフィケーションが自傷と同じ役割を果たしている可能性があります。

最後に、自分を傷つける関係性です。

あなたは自分の大切な人との関係性が、自分を傷つける関係性（「否定される関係性」、「支配される関係性」、「本当のことをいえない関係性」）になっていないでしょうか。このような関係性は確実に自傷をエスカレートさせます。

実は、こうした関係性が悪化させるのは、自傷だけではありません。摂食障害や物質乱用・依存も同様に悪化させます。また、過去のトラウマ体験が原因となっている解離という症状でも、現在における自分を傷つける関係性が無視できない影響を与えています。実際、多少とも現在が快適なものになれば、過去のトラウマ体験の感じ方にも変化が生じ、以前ほど苦痛に感じなくなることもあります。

そのような意味でも、これを機会に自分の大切な人との関係性を見直すのはとても重要なことです。

あなたは、自分の自傷に関する情報をたくさん収集できましたか。

あなたの場合、自傷する部位や用いる方法、傷の性状、自傷前後の行動にどのような特徴が見られますか。あなたが抱える苦痛や苦悩をやわらげる方法として、いまのところ自傷は有効な手段となっていそうですか。そして、あなたは自傷をコントロールできていますか。それとも、自傷にコントロールされているでしょうか。

続いて次章では、自傷が発生するパターンと対処法について一緒に考えてみましょう。

第9章

# 自傷にいたるパターンと対処法

## 自傷日誌をつけてみましょう

あなたが自傷するきっかけは、どのようなものでしょうか。

自傷する人の多くは、「自傷したい」と考えてから1時間以内、下手をすると30分以内にその考えを行動に移しています。このことは、自傷したいと思ってから医療機関に受診の申し込みをしたり、カウンセラーに面接の予約を入れたりしたのでは、到底、間に合わないことを意味しています。したがって、自傷をコントロールするには、自分でいろいろと工夫をしなければならないわけです。

自分の力で自傷をコントロールするには、自分がどんなきっかけ——以下、このきっかけのことを専門用語で「**トリガー（引き金）**」と呼びます——で自傷してしまうのかを十分に把握しておく必要があります。

とはいえ、このトリガーを同定するのはそう簡単なことではありません。というのも、自傷をはじめた当初は、自傷の理由として何らかのつらい感情を自覚していた人も、自傷が習慣化するにしたがって、自傷のトリガーとなった出来事や、そうした出来事によって生じた苦痛を自覚しにくくなってしまうからです。

実際、習慣的に自傷を繰り返している人にそのきっかけを聞くと、「何か強い感情に襲われて、急に『切らなきゃ、切らなきゃ』って考えで頭がいっぱいになって……」などと、あやふやな説明しかできないものです。

すでに述べたように、自傷する人が切っているのは皮膚だけではありません。皮膚を切るとともに、つらい出来事の記憶やその出来事にまつわるつらい感情の記憶も意識から切り離しています。いいかえれば、心の痛みを自覚する前に、身体の痛みで蓋をしてしまっているわけです。その結果、意識のなかで「つらい」、「ムカつく」、「悲しい」という感情語は、ちょうど長いこと使われなかった筋肉がやせ衰えて力を失うのと同じように、一種の退化をしてしまっていて、それがますますトリガーの同定をむずかしくしています。

そこで、自傷のトリガーを同定するには、丁寧に「**自傷日誌**」をつけて、さまざまな出来事と自傷との関係を分析していくことが必要となります。自傷日誌は必ずしも厳密な形式が定まっているわけではありません。ただ、たとえば日記のように書いていくと、自分が覚えていること、関心があったり気に留めたりしたことしか記述されなくなるので、情報としては不十分なものとなってしまいます。

名前（ A山　B子 ）

| 木 | | | 金 | | | 土 | | |
|---|---|---|---|---|---|---|---|---|
| 何をしていた？ | 誰と？ | 自分を大事にしない行動 | 何をしていた？ | 誰と？ | 自分を大事にしない行動 | 何をしていた？ | 誰と？ | 自分を大事にしない行動 |
| | | | | | | | | |
| 起床 | | | 起床 | | | | | |
| 食事 | 家族 | | 食事 | 家族 | | | | |
| 登校 | | ○ | 登校 | | ○ | | | |
| 学校 | | | 学校 | | | | | |
| | | | | | | 起床 | | |
| | | | | | | 食事 | 家族 | |
| | | | | | | ネット | ひとり | |
| | | | | | | デート | 恋人 | |
| | | | | | | | | |
| | | | | | | | | |
| 下校 | | | | | | | | |
| 面接 | 主治医 | | 部活 | 部員 | | | | |
| | | | | | | | | |
| 食事 | 母親・妹 | | 下校 | 友人 | | 食事 | 家族 | ● |
| 団らん | 家族 | | 食事 | 父親 | | 電話 | 彼氏 | △ |
| ネット | ひとり | | 電話 | 恋人 | △ | 音楽 | ひとり | |
| チャット | 友人 | △ | 勉強 | ひとり | △ | | | |
| 入浴 | ひとり | | 入浴 | ひとり | ◎ | 入浴 | ひとり | |
| 就寝 | | ○ | ネット | ひとり | | チャット | 恋人 | △ |
| | | | | | | くつろぐ | ひとり | △ |
| | | | | | | (記憶なし) | | ✓(3) ? |
| | | | 就寝 | | | 就寝 | | ✓(6) |
| | | | | | | | | |

行動記録表（　9 月 17 日 ～ 9 月 23 日）

| 時間 | 日 | | | 月 | | | 火 | | | 水 | | |
|---|---|---|---|---|---|---|---|---|---|---|---|---|
| | 何をしていた？ | 誰と？ | 自分を大事にしない行動 | 何をしていた？ | 誰と？ | 自分を大事にしない行動 | 何をしていた？ | 誰と？ | 自分を大事にしない行動 | 何をしていた？ | 誰と？ | 自分を大事にしない行動 |
| 5 | | | | 起床 | | | | | | | | |
| 6 | | | | 勉強 | ひとり | | 起床 | | | 起床 | | |
| 7 | | | | 食事 | 家族 | | 食事 | 家族 | | 食事 | 家族 | |
| 8 | | | | 登校 | | | 登校 | | | 登校 | | |
| 9 | | | | 学校 | | | 学校 | | | 学校 | | |
| 10 | 起床 | | | | | | | | | | | |
| 11 | 食事 | 家族 | | | | | | | | | | |
| 12 | テレビ | | | | | | | | | | | |
| 13 | | | | | | | | | | | | |
| 14 | | | | | | | | | | | | |
| 15 | 読書 | ひとり | | | | | | | | | | |
| 16 | | | | 下校 | 友人 | | | | | | | |
| 17 | | | | カラオケ | 友人 | | 部活 | 部員 | | デート | 恋人 | |
| 18 | 買い物 | 友人 | | | | | | | | | | |
| 19 | 食事 | 母親・妹 | | 食事 | 家族 | | 下校 | 友人 | | | | |
| 20 | | | | | | | 食事 | 父親 | | | | |
| 21 | 電話 | 恋人 | △ | 勉強 | ひとり | | 団らん | 家族 | | 帰宅 | | △ |
| 22 | 入浴 | ひとり | △ | | | | 勉強 | ひとり | △ | 口論 | 母親 | × |
| 23 | くつろぐ | ひとり | □ | | | | 入浴 | ひとり | ◎ | 電話 | 友人 | △ |
| 24 | | | ✓(6) | チャット | 恋人 | △ | 就寝 | | ○ | 勉強 | ひとり | △ |
| 1 | 就寝 | | | (記憶なし) | | | | | | チャット | 恋人 | △ |
| 2 | | | | | | ◎,✓(4) | | | | 勉強 | ひとり | △ |
| 3 | | | | 就寝 | | | | | | 入浴 | ひとり | ✓(12) |
| 4 | | | | | | | | | | 就寝 | | |

自分を大事にしない行動：✓自傷（切る、殴る、火傷させる、引っ掻く、突き刺す、治りかけの傷を開くなど）　△自傷したくなった　□飲酒　●嘔吐　×人や物に暴力をふるう

◎置換スキルを使って「自分を大事にしない行動」を回避した　○呼吸法の練習

（　）内の数字は、自傷１セットにおける切った回数

自傷日誌として、私は実際の診療の場面では、表に示した「**行動記録表**」（138〜139ページ）を用いています。この行動記録表は、1週間の毎日が三つのカラム（縦列）から構成されており、それぞれの1日の状況を簡単に記録できるようになっています。一番左のカラムには、その日の各時刻に**何をしていた**かを簡単に記録し、真ん中のカラムには、その際に**誰と一緒にいた**かを記録します。それから、一番右のカラム（「自分を大事にしない行動」）には、**自傷したとき**にあらかじめ決めておいたマークでチェックを入れてもらうわけです。さらに、実際には自傷しなかったとしても、**自傷したいという衝動に襲われた**ときについて、別のマークでチェックをしてもらいます。

なお、記録にあたっては、1週間分をまとめて記入するのではなく、少なくとも1日ごと、できれば数時間ごとに記入することを、患者さんに強く推奨しています。

また、実際に自傷した場合には、単に「やった」ことだけを記録するのではなく、「何回切ったのか」を正確にカウントすることをお願いすることもあります。一般に自傷する人は、1回の自傷で、複数回刃物で皮膚を切る傾向があり、傷も複数の切り傷として残るのが通常です。その意味では、自傷は「1回」とカウントするよりも「1セット」とカウントした方が正しいともいえますね。いい直します。**1セットの自傷ごとに何回切ったのか**を正確に記録してもらうわけです（表では、1セットの自傷を「✓」マークで示し、その横の（　）内の数字で切った回数を記載しています）。このように細かく正確に自傷の回数をカウントすると、後で対策を練るのに有用なだけでなく、わずかながら切る回数が減ってくることもあります。

いずれにしても、そんなふうに何週間か自傷日誌をつけていると、患者さんがどのような状況で、どんなことをした後に、あるいは、誰と会ったり話したりした後に、自傷したいという衝動に駆られたり、実際に自傷におよんでしまうのか——つまり、自傷のトリガー——が明らかになるはずです。1セットごとの切る回数から、さまざまなトリガーのなかで、特にあなたに強い影響を与えるトリガーが何であるのかも、明らかになるでしょう。

トリガーが同定されれば、どのような場面や状況を避けた方がよいのかが見えてきます。同時にまた、どんな状況ならば自傷したいとは思わず、また、実際に自傷しないですむのかも見えてきます。さらに、トリガーに遭遇した場合には、自傷の衝動から気持ちをそらす試みに挑戦することが可能となります。

自傷日誌の副産物として、「**記憶が飛んでいる時間**」の存在に気づくこともあります。その場合には、自傷の背景に存在する解離症状を発見し、解離・トラウマ問題にくわしいセラピストに相談するという判断もありえるでしょう。

私は、あなたにもぜひこの自傷日誌をつけていただきたいと思っています。

## トリガーを探しましょう

実際に自傷日誌をつけてみて、何か気づくことはないでしょうか。

あなたがよく自傷する場所はどこでしょうか。自室や浴室、人によってはトイレということもあるでしょう。もしもそうだとすると、これらの場所から、「ひとりになれる空間」という共通点が見えてきて、「感情が不安定なときにはなるべくひとりにならないようにする」という対策が必要になってくるかもしれません。

あなたがよく自傷する時間帯はいつ頃でしょうか。深夜の人かもしれませんし、昼下がりや夕暮れどきかもしれませんね。もしもあなたが深夜になると毎日のように自傷してしまうという人ならば、夜更かしをすること自体が問題なのかもしれませんね。そうすると、生活を朝型に直して夜は早めに寝るという選択肢もあります。

でも、「確かに切るのは深夜だけど、だからといって毎日切っているわけじゃない。切るなんてことはまったく考えずに、穏やかに過ごせる深夜だってある」という人もいるでしょうね。その場合には、「自傷する深夜」と「自傷しない深夜」とで何が違うのかを分析することで、何かしら対策のヒントが得られる可能性があります。

それから、あなたは、どんなことをした日に、あるいは、どんなことをした後に自傷することが多いでしょうか。試験や苦手な教科の授業があった日、久しぶりに大学の講義に顔を出したものの、話せる相手がいなくて孤立感を覚えた日、陸上部の練習でよいタイムが出せなかった日、恋人とデートをした日、仕事が忙しくて夜遅くまで残業をした日、食べすぎてしまった日、あるいは、飲み会で三次会までつきあってカラオケで無理してはしゃいでいるふりをした日の翌日、あるいは、泣き止まない幼い子どもにカッとなって思わず手を上げてしまった後……。こういった情報を列挙し、そのとき自分がどんな感情を抱き、どんな考えにとらわれていたのかを思い起こしてみましょう。おそらくそのなかで、何があなたにとってつらいのか、何があなたを傷つけるのかが見えてくるでしょう。

また、あなたは誰と会ったり、話したりした後に自傷したくなったり、実際に自傷してしまったりすることが多いでしょうか。学校の同級生、職場の同僚、あるいは、街中の雑踏や満員の電車やバスのなかなど不特定多数の他人でしょうか。その場合、あなたはそういった人たちといるとどんなストレスを感じるのでしょうか。疎まれている、笑われている、嫌われている、悪口をいわれているという感じがしますか。あるいは、人が多いというだけで気疲れしてヘトヘトになりますか。

もしかすると、配偶者や恋人、親やきょうだい、親戚の誰かなど、比較的身近な人や、あなたにとって大切な人かもしれませんね。そういうことは、決してめずらしいことではありません。もしかするとその関係が、「否定される関係性」、「支配される関係性」、「本当のことをいえない関係性」といった、自分を傷つける関係性になっていて、関係自体があなたを傷つけている可能性はないかどうか、ふりかえってみる必要があります。そして、もしもそのような関係性になっていることがわかった場合には、関係のあり方を見直し、コミュニケーションのとり方を工夫してみるか、むずかしい場合には、そのような人と離れて生活することを検討すべきかもしれません。

## トリガーに関する情報をどう分析していくか

以上のように、自傷日誌を丁寧につけていくと、あなたは自分の自傷のトリガーについてさまざまな情報を得ることができます。このようにして得られたトリガーのなかで、どれが最も強力なトリガーかを同定するとよいでしょう。自傷の1セットあたりの切る回数や、自傷が誘発される頻度などを勘案して、トリガーの「強烈さランキング」のリストを作り、少なくとも上位五つへの対策を立てましょう。

また、複数のトリガーが重なることで、とても強力なトリガーに化けたり、本来、単独ではトリガーではないことが複数重なるとトリガーになったりすることがあります。

たとえば、自傷日誌から、「自傷するときには、いつも深夜ひとりきりで自室にいる」という人がいたとしましょう。この場合、「深夜」という時間帯、そして、「自室にひとり」という状況は、その人にとってトリガーである可能性があります。しかしその一方で、この人は、深夜に自室にひとりでいてもまったく自傷する気分にならないこともあります。そこで、自傷してしまう日にはどのような特徴があるのかを探ってみると、どうも「二股疑惑」のある恋人とデートをした日が多いことが判明します。

それでは、デートした日にはどんな気分や考えにとらわれているのでしょうか。それを分析すると、二つのパターンがあることに気づきます。一つは、デート後の夢から覚めたような感覚のなかでわき起こる怒りの感情です。デート中はとても楽しくて夢見心地ですが、デートが終わって帰路につくとき、不意に「あの人、この後、他の女性と会っているのではないか」という勘ぐりが生じて、さっきまでの楽しい気分からまるで一気に奈落の底に突き落とされた気分になります。そして、彼に対する怒りがわき起こってくるとともに、自傷の衝動が頭をもたげてくるわけです。

もう一つのパターンは、デート中に彼と口論した後に生じるモヤモヤした気持ちです。口論になると、どうしても彼の方が弁が立ち、理屈でねじ伏せられてしまいます。一応、その場では納得して「わかった」と答えるわけですが、帰宅した後に、何ともいえない悪い後味、何かいいくるめられたような、屈服させられたようなモヤモヤした気持ちがわいてきて、自傷したい衝動に駆られるわけです。

こんな具合に、自傷日誌から得られた情報を活用して、あなたの自傷のプロセスについて自己分析を進めてみるわけです。そうすると、自傷をコントロールするためにいくつかの対策が立てられます。

たとえば、恋人の前ではっきり自分の意見をいえるようになる練習をするとか、あるいは、恋人との関係を解消するという対策が考えられるかもしれません。それから、彼と会った後は、あなたのことを理解し、非難しないで話を聞いてくれる友人に愚痴るという方法もあります。そんな友だちがいないという人の場合には、恋人の「悪口」を、日記に書き出してみるという方法もあります。もしもあなたが秘密を守ってくれる援助者（精神科医や臨床心理士、精神保健福祉士などの専門職）による支援を受けているのなら、その人に日記に書いた「悪口」を読んでもらうのもよいでしょう。

## 次にアンカー（錨《いかり》）も探してみましょう

自傷日誌の分析からは、トリガーの他に、もう一つ重要な情報が得られます。それは、「自傷していない時間帯・場所・状況・人物」に関する情報です。

あなたが自傷することがめったにない時間帯や場所、状況、それから、「この人と一緒にいるときには自傷のことは考えない、少なくともその日一日は自傷しないですむ」ということはないでしょうか。たとえば、あなたは睡眠中に自傷したことはないのではないでしょうか。それから、家族が食卓を囲んでいる団らんの場でもしないでしょうね。安心できる恋人や友人と一緒にいるときはどうでしょうか。あるいは、あなたが大切にしている趣味に没頭しているときや買い物をしているとき、ゲームに夢中になっているとき、カウンセリングルームや病院、カミソリやカッターナイフがない場所などなど……。

こうした自傷をしない時間帯・場所・状況・人物に関する情報から、「自傷の衝動から気をそらしてくれる」効力のあるものを探し出しましょう。それ――場所や状況、人物など――は、自傷へと気持ちが流されそうになるあなたを押し戻してくれる武器になるかもしれません。このような武器のことを、港に停泊する船が潮に流されないように海中に下ろす重りにちなんで、「**アンカー（錨）**」と呼びます。

たとえば、睡眠中は自傷したことがないとすれば、自傷したくなったときに「寝逃げ」するという対処策も考えられます。また、料理をしているときや、文章を書いたり絵を描いたりしているときには自傷しないのであれば、自傷したくなったら対処策として、「料理をする」、「文章を書く」、「絵を描く」という方法も考えられます。

それから、大好きなアーティストのアルバムを聴いているときには自傷したいという考えがわいてこないという人ならば、いつも携行しているスマートフォンのプレイリストのなかにそのアルバムを用意しておき、自傷の衝動がわき起こったらそれをすぐに聴くという方法も考えられます。

## 置換スキルを身につけましょう

自傷をコントロールするには、強烈なトリガーに遭遇したら、すぐに気持ちを切りかえて、トリガーが引き起こす感情の波から距離を置く必要があります。

トリガーに遭遇したのに、気持ちを切りかえる方策をとらないまま、ぼんやりしているのは危険です。たちまち言葉にできない強い感情の波が押し寄せてくるからです。それはあっという間に意識のなかいっぱいに広がって、あなたを圧倒するでしょう。そうなると、自分を傷つけることへの期待と興奮が高まり、「自傷衝動から気をそらす」という選択肢自体が頭のなかから消えてしまいます。

前に「自傷のトリガー強烈さランキング」の上位五つのリストをつくるよう提案しましたが、できるだけそのリストをいつも携行し、その五つがトリガーであることを意識しておかなければなりません。そのうえで、そうしたトリガーに遭遇したら、感情の波があなたに襲いかかる前に、後述する自傷の代わりとなるスキル（**置換スキル**）を活用するのです。

誤解しないでください。私はあなたに自傷をするなといいたいのではありません。自傷する前に、できれば他の方法で気持ちを切りかえ、そらす方法を試みてほしいと思っているのです。

それから、トリガーや強い感情の波から「気持ちをそらす」というのは、決して「困難な問題からの逃避」を意味するものでもありません。おそらく本書を途中で放り出さずにここまで読み進めてくださったあなたならば、すでに自傷をしてもこの強烈な感情の波をすべて抑え込めなくなっていて、正直、困っているはずです。以前は、自傷することで仕事や勉強をがんばれた人も、最近では、自傷した後には、変な高揚感と虚脱感があって仕事や勉強も手につかないのではないでしょうか。

私が提案しているのは、感情の波から一時的に意識をそらし、置換スキルによって、その強烈な感情（まちがいなくつらい感情でしょうね）をあなたに扱える程度に小さくすることなのです。そうすれば、つらい感情を引き起こしている原因を探り当て、問題を解決できる可能性があります。その意味では、置換スキルを身につけることは、あなたが自分自身に対するコントロールを取り戻すうえで必ずプラスになるでしょう。

ところで、置換スキルには、**刺激的置換スキル**と**鎮静的置換スキル**の二つのタイプがあります。以下にくわしく説明していきます。

## 刺激的置換スキル

すでに述べたように、自傷とは、つらい感情に対して、「身体の痛み」という知覚刺激を用いて対処する行為です。刺激的置換スキルとは、身体的疼痛をより安全な知覚刺激に置き換えてつらい感情をやわらげ、気持ちをそらすものです。

具体的には、以下のような方法があります。

・**思考ストップ法：**トリガーに遭遇し、自傷の衝動の気配を感じたら、心のなかで「ストップ」と叫び、気持ちを切りかえます。

・**スナッピング：**手首に輪ゴムをはめ、トリガーに遭遇し、「切りたい」という衝動の予兆を自覚した際に、その輪ゴムでパチンと手首の皮膚を弾き、気持ちを切りかえます。

・**香水を嗅ぐ：**トリガーに遭遇し、自傷の衝動を感じたら、刺激の強い香水の匂いで気持ちを切りかえます。

・**紙や薄い雑誌を破る：**トリガーに遭遇し、「切りたい」という衝動の予兆を感じたときに、不要な紙、薄いパンフレットや雑誌を思いきり破ります。

・**氷を握りしめる：**トリガーに遭遇し、「切りたい」という衝動の予兆を感じたときに、氷を手で強く握りしめます。そうすると、その冷たさの知覚はほとんど痛覚と区別がつかないものとなり、皮膚を傷つけず、出血もしない痛み刺激を用いて気持ちをそらします。

・**腕を赤く塗りつぶす：**「血を見るとホッとする」というタイプの人には、有効なことがある方法です。トリガーに遭遇し、「切りたい」という衝動の予兆を感じたときに、紙に自分の「腕」を描いてそれを赤く塗る、あるいは、赤いフェルトペンで直接自分の腕を塗りつぶします。

- **大声で叫ぶ：**自傷衝動に襲われたときに、海岸や野原で思いきり叫ぶ、あるいは、安心できる家族や友人と一緒にカラオケボックスに行き、好きな歌をうたって気持ちをそらします（ただし、絶対にアルコール飲料を飲んではいけません。かえって切りたい気持ちが強くなります）。
- **筋トレ：**トリガーに遭遇し、「切りたい」という衝動の予兆を感じたときに、腹筋運動や腕立て伏せ、スクワットなどの筋肉トレーニングを行うことで気持ちをそらします。

以上は、あくまでも一例です。他にも刺激的置換スキルはいろいろと思いつくことができると思います。

このスキルを用いるには二つのコツがあります。一つは、自分にとっての自傷のトリガーに遭遇したら、「切りたい！　切りたい！」という衝動の波に圧倒される前にすばやくスキルを行うことです。グズグズとためらったり、悩んだり、迷ったりしていると、あっという間に考えは「切る」という決断へと舵《かじ》を切ってしまいます。すぐにやることが大事です。もう一つは、このスキルで気持ちをそらした後にする行動をあらかじめ決めておくことです。たとえば、自分にとってアンカーとなるような場所に行ったり、行動をとったりするわけです。

ちょっと変な例かもしれませんが、私はよく夜更かししているときに、不意に空腹感を覚えて、夜食のラーメンを食べたくなることがあります。しかし、ここでラーメンを食べれば太るでしょうし、何よりも翌朝、胃がもたれて、前夜のことを後悔するでしょう。そんなときにはすぐに気持ちを切りかえる必要があります。いつまでもグズグズと起きていて、「どうしようかな、食べようかな……いや。食べたら明日の朝後悔するだろうしなぁ……」などと悩んでいると、私の場合、ほぼ100パーセントラーメンを食べてしまいます。そこで、この「夜更かし＋空腹感」というトリガーに対して、ただちにシャワーを浴びるか、歯磨きをして（刺激的置換スキルのつもりです）、さっさとベッドのなかに潜り込むわけです（気をそらした後のアンカー的行動）。

刺激的置換スキルのメリットは、練習をしなくともすぐに取り組むことができるという点です。しかし、デメリットもあります。それは、この方法自体、「刺激によって気分を変える」という点で自傷と共通した性質があるために、繰り返すうちに効果が減弱してしまいやすいのです。その結果、より強い刺激を求めて頻度と強度を高めるといった、エスカレートが見られることがあります。ときには、皮膚を輪ゴムで弾くべきところを、皮膚を強くつねったり、自分の頬をビンタしたりなど、置換スキル自体が「自傷的」な様相を帯びることがあるわけです。また、「紙や雑誌を破る」などの攻撃的な行動が精神的な興奮と覚醒度を高め、かえって自傷したい気持ちを刺激してしまうこともあります（そのような理由から、たとえば、自傷に対する置換スキルとして、「サンドバッグを殴る」という対処は好ましくない方法といえます）。

その意味では、長期的には、後述する鎮静的置換スキルの方が優れているといえるでしょう。

## 鎮静的置換スキル

鎮静的置換スキルは、刺激的置換スキルのように「身体の痛み」に代わる知覚刺激で気持ちをそらすのではなく、焦燥や緊張、怒りといった感情の興奮そのものを鎮めることを目的とした対処法です。

具体的には、「マインドフルネス呼吸法（わが国では「マインドフルネス」と原語のまま使われることが多いですが、本書では、あえて「呼吸法」という言葉を付しています）」や、さらにそのような呼吸法を行いながら穏やかな情景——大自然のなかで寝そべっているイメージ、あるいは星のまばゆい宇宙を漂っているイメージなど——を想像する、「イメージ瞑想法」などといった方法があります。いずれも、「過去や未来へのとらわれを離れて、自分が『いま、ここに』存在していることに集中している状態（マインドフルネス）」を得ることが目標となっています。

これらの呼吸法や瞑想法は、もともとは仏教の修行や東洋医学において実践されてきたものであり、すでにわが国でもヴィパッサナー瞑想、丹田呼吸法、正心調息法などとして知られてきました。近年では、境界性パーソナリティ障害に対する有効性が確認されている弁証法的行動療法などにも取り入れられ、海外では治療技法として広く実践されるようになった経緯があります。その具体的な実践法については、ウォルシュ著・松本ら訳『自傷行為治療ガイド』（金剛出版、２００７）の巻末に詳細に記されているので、そちらを参照していただければと思います。

ここでは、最も簡単な深呼吸を用いた鎮静的置換スキルの例だけを紹介しておきましょう。

**《深呼吸を用いた気持ちをそらす方法の例》**

以下の①→②→③を連続して行うのが効果的です。その際、必ず静かな、一人きりになれる場所でやることが重要です。可能であれば目を閉じて行ってください。ただし、目を閉じるのが怖いと感じる人は無理しないで結構です。

**①筋トレをしながら深呼吸をする**

腹筋運動やスクワットなどの筋肉を使う運動をとてもゆっくりと、深呼吸をしながら10

〜15分くらいやってみます。

**②深呼吸をしながら瞑想する**

少し気持ちが落ち着いてきたら、今度は深呼吸に意識を集中させてみましょう。

まずは息を鼻からゆっくりと吸います。十分に吸い込んだら、今度は口から息を吐きます。息を吐くときには、吸うときよりもさらにゆっくりと（吸うときの3倍長い時間をかける気持ちで）行うようにしてください。

その際、自分がいま感じている気持ちを、頭のなかで、「主語のある文章」の活字のイメージとして思い浮かべてみましょう。たとえば、「私はいますごくムカついている」とか「私はいまとてもイライラしている」といった文章の字面を思い浮かべるのです。しっかりと思い浮かべたら、次に、頭のなかでこの文章を『　』に入れてみるところを思い浮かべましょう。『私はいますごくムカついている』」、『私はいまとてもイライラしている』」という感じです。頭のなかで、その『　』でくくられた文章の字面を眺めながら、深呼吸をゆっくりと、少なくとも15分はかけて繰り返してください。

**③気持ちを文章にしてノートに書く、絵を描く、楽器を演奏する、音楽を聴く**

深呼吸である程度気持ちが落ち着いたら、自分の気持ちを文章にして書くという作業をしてみましょう。ただし、文章を書く際には、できるだけ丁寧な文字で、きちんとした文章となるように書いてください。殴り書きとか、罵詈雑言《ばりぞうごん》とかになりそうであれば、まだまだ深呼吸を追加して行う必要があります。

また、絵を描いたり、楽器を演奏したりするのが得意な人はそういった行動をしてみるのもよいでしょう。料理が好きな人は、何か料理をしてみるという方法もあります。音楽鑑賞もよい方法ですが、ここで注意してほしいのは、ゆっくりした静かな音楽を選ぶことです。ハードロックやパンクロックのような、テンポの速い、激しい音楽を聴くと、かえって自傷したい気持ちを刺激してしまうことがあります。

他にも、「犬や猫といったペットをなでる」、「アロマを焚《た》く」、「丁寧にドリップコーヒーを淹《い》れて飲む」という方法もよいですし、「書店」、「コーヒーショップ」といった、自分にとってトリガーにならない、周囲の目がある場所に赴くのもよい方法です。

## 置換スキルを用いるときのポイント

### 1　刺激的置換スキルをで対処しながら、鎮静的置換スキルの練習をしましょう

すでに述べたように、トリガーに刺激された自傷の衝動から気持ちをそらすには、刺激的置換スキルだけでは不十分です。というのも、刺激的置換スキルは特に練習も必要ではなく、誰でもすぐに実施できますが、繰り返し使っているうちにいずれ効き目がなくなってしまうからです。しかしその一方で、鎮静的置換スキルは、練習が必要であるという短所こそありますが、いったん身につけたら、その後、繰り返しても効果が落ちないという長所があります。

そこで、まずは自傷のトリガーや衝動に対して刺激的置換スキルで対処しながら、それと同時に、鎮静的置換スキルの練習をしておくことが大切です。

### 2　練習は気持ちが穏やかなときに

練習なしでは鎮静的置換スキルは効果を体験できません。まったく練習をしないまま、トリガーに遭遇して「切りたい」という感じを自覚してから急に深呼吸をしようとしても、大

抵はうまくいきません。下手をすれば、過呼吸になってしまうでしょう。

まずは、気持ちがとても穏やかなときに練習してください。

そんなわけで、朝、通勤や通学の電車のなかで、あるいは、夜、就寝前に深呼吸しながら瞑想の練習を5～10分してみてください。そうすることで、「教室や職場に入るときの緊張感が軽くなった」とか、「夜、ぐっすり眠れるようになった」という体験ができるくらいまで上手になれば、自傷したくなったときに効果があるはずです。

## 3 複数の方法を組み合わせましょう

置換スキルはどれか一つだけに絞るよりも、本章に示したさまざまな置換スキルのなかからいくつか複数のものを組み合わせるのが効果的だと思います。

## 4 自傷日誌にヒントがあります

困ったときにはこれまでの自傷日誌を読み返しましょう。そうすると、「けっこうつらい一日だったのに、なぜか切らないですんだ日」が見つかるかもしれません。もしもそのような日があれば、たぶんその日の行動のなかに重要なヒントが見つかる可能性があります。

その日のことを思い出してみましょう。なぜその日は切らないですんだのでしょうか。カミソリが手元になかったからでしょうか。それとも、一人きりになれる時間がなかったからでしょうか。確かにそれもあるかもしれませんが、その他にも、「料理をしていたら少し気が紛れた」、「養護の先生に話を聞いてもらった」、「アロマを焚いてリラックスした」などといった行動はなかったでしょうか。

もしもそのような行動が見つかったら、それにはおそらく置換スキルとしての効果がある可能性があります。ぜひ試してみてください。

## 5 「セーフティボックス」を作りましょう

手頃な大きさの箱を一つ用意し、そのなかにあなたの大切な思い出の品を入れてください。あなたが信じている人や、あなたのことを応援してくれている人からの手紙やメモ、メールをプリントアウトしたもの、写真といった思い出の品、何か「お守り」になりそうなお気に入りのグッズ類、それから、リストカットしたい気持ちをそらすのに役立つもの(香水や赤のフェルトペン)を入れておいて、切りたくなったときにはその箱を開き、そのときどきの状況で役立ちそうなものを探すわけです。

箱に入れて1ヵ所にまとめておけば、急に切りたくなったときに慌てないですみます。外出する際には、そこからグッズの一つか二つを取り出して携行し、帰宅したらまた元の箱に入れるのもよいでしょう。

## 解離しそうになったときには

子ども時代に虐待などのトラウマ体験を受けている人のなかには、強いストレスを感じた際に、解離状態に陥ってしまう人がいます。

たとえば、誰かから強い口調で責められたり、決して自分がいわれているわけではないのに、誰かの怒声が聞こえてきたりすると、子ども時代に体験した怖い記憶とカブってしまい、強烈な感情がわき起こります。そうすると、**意識のサーモスタット**が作動し、**意識のシャットダウン**がはじまります。それが解離です。

解離状態に入っていくときの感覚には個人差がありますが、私が多くの患者さんから聞いてきた表現を借りると、次のような感覚のようです。「急に意識がぼんやりしてきて、周囲の声や音が遠のいていく。まるでカメラのレンズが絞られるみたいに視野が小さくなる」とか、「その場にいるのだけれど、意識はそこにいないみたいな感覚。周囲の人から切り離されて、自分だけモノクロの無音の世界にいる感じ」。

解離状態に陥ると、自分でも記憶のないなかで自傷におよんだり、まれには他人に暴力的な行動を示したりすることがあり、危険です。また、誰かと大事なことを話し合っているときに解離してしまうと、自分の発言や行動にも責任が持てなくなります。何よりも、相手が大いに驚くでしょう。

したがって、可能な限り、解離しそうになったら、それを食い止める必要があります。もちろん、自傷している人のなかには、解離しそうになったときに、解離を食い止めるためにリストカットしたり、腕を手で強くつかんで爪を皮膚に食い込ませたり、壁に頭を叩きつけたりする人がいます。これは解離を食い止める努力の現れなのですが、やはり身体へのダメージが大きすぎます。

そこで、解離への対処としてもう少し安全な方法を三つ提案しておきます。

第一に、椅子に座って**両手で椅子の座面を思いきり押す**という方法です。手のひらが座面を押し、座面がそれを押し返す感覚、さらには、その動作をする際に全身の筋肉に力を込めたときの感覚によって現実感を回復する場合があります。

第二に、現在の**日付と自分の年齢を思い出し、頭のなかで自分に言い聞かせる**という方法です。解離する人のなかには、意識のなかに子ども時代の怖い体験がよみがえったときに、気持ちがそのときの年齢に戻ってしまい、そのときの恐怖感や無力感を再体験する人がいます。この方法は、そこから現在に戻るためのテクニックです。

そして最後に、その場で誰か安心できる人（家族や友人、あるいは恋人）と握手をし、5～10分ほどのあいだ力を込めて手を握り続けてもらうという方法です。これを私は「**握手ハグ**」と呼んでいます。本当は力強く抱きしめるハグの方がよいのかもしれませんが、日本人にとってはいささか照れくさいのと、性的なトラウマを持っている人の場合には、かえって恐怖感が増してしまう危険性があります。そこで、そうした心配が比較的少ない「握手」という方法を採用しているわけです。

## 信頼できる人に話してみましょう

置換スキルとして最も効果的なのは、やはり何といっても人に話すことです。たとえば、自傷したくなったときに実際に切ってしまう前に相談するのは、原則としてよいことですし、万一、切ってしまったとしても、その後で、相手に「切ってしまった」と告白するのはよいことです。もしも自傷したい気持ちのことだけではなく、「自傷したい気持ちになってしまう原因」、つまり、これまで誰にも話せなかった「現実のつらい問題」についても誰かに話すことができたのならば、それはあなたの気持ちを少しだけ楽にするかもしれません。

ただし、打ち明ける相手が**信頼できる人**ならば、です。

私がいう「信頼できる人」にはいくつかの条件があります。それは、あなたが「切りたい」とか「切ってしまった」と告白したとき、叱ったり、怒ったり、悲しげな顔をしたり、不機嫌になったりしない人です。むしろ信頼できる人ならば、あなたが正直に話したことをあっさりと褒めてくれるはずです。これが信頼できる人の最低条件です。そして、その人が、あなたにとってのトリガーが何であるのかを知り、自傷したい衝動に対して具体的な置換スキルの実行を提案し、励ましてくれる人だったならば、その人はあなたにとって最強のサポーターといえるでしょう。

あなたの身近にこのような条件を満たす人はいるでしょうか？　たぶんあなたの親やきょうだいの多くは無理でしょうね。家族のように近すぎる関係だと、聴く側もついついムキになりがちです。同じ理由から、恋人もむずかしい場合があると思います。でも、友人や同僚、学校の先生や職場の上司のなかには、もしかすると条件を満たす人がいるかもしれません。あるいは親戚のなかに、適切な人がいる可能性もあります。

もしもあなたの周囲で「**サポーター**（非専門職の支援者）」の候補者が見つかったとしましょう。問題は、その候補者が本当に信頼に足る人かどうかを、どうやって見きわめるかです。ひとつの方法として、その候補者に本書を貸して、読んでくれるかどうか、そして、読んでみた感想が肯定的なものかどうかを試してみる、ということが考えられます。もしも本書を読み通してくれて、多少ともこの本に書かれていることに好感を持ってくれたならば、告白にチャレンジする価値があるでしょう。

できれば、このような「サポーター」は複数いるとよいと思います。ひとりの人があなたの苦悩をすべて背負い込むことになると、その人が疲弊し、つぶれてしまう可能性があります。しかし、複数いれば、相談する相手を「ローテーション」することで、ひとりが疲弊してしまうのを回避できるでしょう。

それから、サポーターとは別に、あなたが精神科医やカウンセラーといった「**専門家**」とつながっていると、さらによいでしょう。そのことがサポーターの人たちの負担を減らすでしょう。なお、専門家とのつながり方については、後でくわしく述べます。

要するに、誰かに依存する際には、依存先を分散させることがポイントとなります。ひとりだけに依存するのは、依存がエスカレートして病的な状態に陥る危険があります。また、万一、頼りにしている相手がつぶれた場合、あなたはいきなり寄る辺のない闇に放り出されてしまうでしょう。

## その他の話せる場所

とはいえ、いくらその人が信頼できる人であったとしても、同じ問題を抱えている当事者でないと、あなたが抱えているつらさはなかなかわかってもらえない……そんなふうに感じることもあるでしょうね。でも、もしもあなたが自傷のほかに摂食障害や物質乱用・依存の問題を抱えているのであれば、こうした問題を抱えながらも、その問題をともに分かち合うことで克服しようとしている仲間たちと出会うことができます。

それは**自助グループ**です。摂食障害の自助グループとしては、「オーバーイーターズ・アノニマス　Overeaters　Anonymous（通称ＯＡ）」（http://oajapan.capoo.jp/）や「ナバ　NABA」（http://naba1987.web.fc2.com/）があります。また、アルコールや薬物などの物質乱用・依存の自助グループとしては、「アルコホーリクス・アノニマス　Alcoholics　Anonymous（通称ＡＡ）」（http://www.aajapan.org/）や「ナルコティクス　アノニマス　Narcotics　Anonymous（通称ＮＡ）」（http://najapan.org/top.html）などがあります。

これらの自助グループは、専門家などの関与はなしに、あくまでも当事者だけで組織されており、国内各地域で定期的にミーティングを開催しています。そのミーティングは、参加費も不要ですし、自分の本名を名乗る必要もありません。そこに訪れた人は他の参加者が自身の体験談や日々の思いを語るのに耳を傾け、そして、自らも体験や雑感を語るだけです。もちろん、何も発言しなくともよいですし、秘密も守られます。そうしたミーティングには、「いいっ放し、聞きっ放し」というルールがあり、あなたは誰からも批判されることも、説教されることも、ダメ出しされることもなく、ただミーティングへの参加を歓迎され、「自分はここにいてよいのだ」という感覚を体験することができるでしょう。なお、それぞれ自助グループが目標としていることや、各地でのミーティング開催日や開催場所に関する情報は、それぞれのグループの公式サイトで調べることができます。

こうした自助グループは、摂食障害や物質乱用・依存からの回復に非常に大きな力を発揮します。単に症状や問題行動を手放すだけでなく、それを手放した後の生き方についても、「先行く仲間たち」からたくさんの示唆が得られるはずです。私は、これらの自助グループは、まちがいなくあなたがあなたらしく生きるようになることを支える、とても重要な「武器」になると信じています。

もしかするとあなたは、「ちょっと待って。私は摂食障害も物質乱用・依存もないんだけど、自傷する人のための自助グループってないの？」と疑問を抱くかもしれませんね。当然の疑問です。

現在までのところ、自傷からの回復を主たる目標にした自助グループは、国内には存在しません。また、自傷をテーマにした自助グループはなかなか治療的な雰囲気になりにくく、しばしば仲間同士が競って自傷をする事態に陥り、かえって悪化することが少なくないといわれています。

ただ、自傷の原因となるつらい感情をテーマとして、感情へのとらわれからの回復を目標とする自助グループは存在します。「イモーションズ・アノニマス Emotions Anonymous（通称EA）」（http://emotionsanonymous-jp.org/）です。この自助グループは、摂食障害や物質乱用・依存のない人にとっては、生きのびるのに役立つ場所と思います。

ちなみに、自助グループのような場所以外で、自傷したい衝動について不特定多数に話すのはお勧めできません。たとえば、ブログ、あるいはFacebookやTwitter、LINEといったSNSで自傷の衝動について告白するのは、置換スキルとしての効果は望めないと理解しておいてください。確かに、ときには親切な人が相談に乗ってくれたり、励ましのコメントを書き込んだりしてくれることもありますが、必ずそのようなコメントが得られるとはかぎりません。それどころか、侮辱されたり、罵倒されたりして、かえって深く傷つく危険性もあります。

それから、もう一つ大事なことがあります。SNSの世界にはあなたと同じように自傷をコントロールしようと必死になって戦っている人がいる、ということを忘れないでください。そういった人たちのなかには、「誰かが自傷したがっている」、あるいは、「誰かが自傷した」という話を聞いただけで、つられて自傷したいという衝動が刺激され、実際に自傷してしまう人がいます。これは直接あなたのためではないのですが、「同志」の足を引っ張ったり、巻き込んだりしない配慮は必要だと思います。

## いろいろ対処を試みたけど、結局、切ってしまったら

### 1　傷の手当てをしましょう

「置換スキルをやったけど、なかなか効き目を実感できずに、結局、切ってしまった……」という場合はどうしたらよいでしょうか。

まあ、そういうこともありますよ。でも決して「自分はダメだ」と思う必要はないです。また、「置換スキルなんてやっても無駄だ」と決めつけたりもしないでください。

最初からうまくいくわけではないです。それよりも、すぐに自傷してしまうのではなく、他の方法を少しでも試そうとしたあなたは、それだけで確実に回復へと近づいているので

す。まずは最初の一歩を踏み出した自分のことを褒めてあげましょう。

そのうえでお願いがあります。切ってしまった後は、傷の手当てをしてください。きれいなティッシュで血液をぬぐい、傷口を清潔に保ちましょう。必要があれば、消毒もしてください。そして通気性のよいガーゼなどで傷口を覆いましょう。もしも傷が予想以上に深い場合、あるいは、なかなか止血しない場合には、病院で処置を受けましょう。

## 2 傷は友人や同僚には見せないようにしましょう

自傷したばかりの生々しい傷は、信頼できる大人（サポーター）以外の人の目には触れないように隠しておきましょう。

自傷のことについて理解のない人は、おそらく非常に感情的な反応をするでしょう。あなたを非難したり、言葉を失ったり、見てはいけないものを見てしまったような表情をしたり……いずれもあなたを深く傷つけ、あなたに罪悪感を抱かせ、あなたを余計に自暴自棄にさせ、さらに、傷を目撃した人があちこちでその話をすることで、あなた自身が不当な風評被害にさらされます。

また、周囲への影響も無視できません。すでに述べたように、今日、若者の1割に自傷経験があります。したがって、学校の友人や職場の同僚のなかには、以前、自傷していた時期があり、しかし、いまは何とかしないように我慢している人がいるはずです。また、あなたと同じつらい問題を抱えていながら、たまたまこれまでは「自傷をする」という対処法を思いついていない人もいるかもしれません。そのような人の場合、誰かの生々しい自傷の傷を見ることが自傷のトリガーとなりえます。

自傷には伝染性があることを忘れないでください。したがって、自傷した後には、長袖のシャツを着たり、サポーターをつけたりして、傷を覆い隠してください。

## 3　将来の自傷を減らすために分析をしましょう

最後に最も大切なことをいいます。ぜひ今回の自傷のことを自傷日誌に記録し、その背景要因を分析しながら、そこに次の自傷の危機に生かせる情報がないかどうかを考えてみてほしいのです。できれば、専門家サポーターや一般人サポーターと自傷日誌を眺めながら、「何がきっかけ（トリガー）だったのか」、「どのような置換スキルを用いればよかったのか」、「鎮静的置換スキルの練習が不足していた可能性はないのか」といったことをふりかえり、今後の作戦を一緒に考えるとよいでしょう。

とにかく、失敗をおそれないでください。回復を焦る必要もありません。一つ一つの失敗を大切な成長の機会にしていけば、必ず自傷の回数は減り、やがて克服することができます。大切なことはあきらめないことです。

第10章

# 現在の生活を見直す

## 現在の生活に注目するわけ

自傷の背景には、必ず現在における何らかの困難な問題があります。たとえ一見、無意味な習慣でしかないように見える自傷であっても、やはり何らかの「そうせざるをえない状況」、「いま現在における何らかの居心地の悪さ」が影響しています。

ただ、もしかすると、その問題は表面的には、周囲から「そんなの誰でもふつうに乗り越えている問題だよ」といわれそうなものかもしれません。でも、もしもあなたを自傷へと駆り立てるほど苦しめている問題が、そんなふうに、一見、「ふつうによくある問題」のように見えたならば、おそらくその問題の根っこはむしろ深いところにあるのでしょう。たとえば、子ども時代でのさまざまな体験や（もしかすると、あなたは覚えていないことかもしれないですし、忘れていることさえ忘れているかもしれません）、生まれつきの体質や素因（つまり、あなたがまだ母親の子宮のなかにいた頃まで遡《さかのぼ》るということです）が、現在のあなたの生きづらさに影響している可能性があります。

それでは、自傷の背景にあるこうした過去から連綿と続く問題を、時間を遡って一つ一つしらみつぶしに解決していくべきなのでしょうか。確かにそれができたら理想的だと思いますが、実際には不可能といわざるをえません。というのも、過去のつらい体験やつらい感情の記憶は、蓋を開けようとして開けられるものではありませんし、強引に蓋を開ければ、その強烈な痛みのせいで、あなたはこれまでの生活で何とかできていたことまでできなくなってしまうでしょう。下手をすれば、生きることさえままならなくなることもあります。

蓋はしかるべきときに、しかるべききっかけで開きます。たいていは、蓋の下に隠された心の痛みの強烈さが弱まった頃、あるいは、その強烈さにあなたがたえられるくらい強くなった頃に自然に起こります。おそらくそのときには、これまであなたが戦ってきた「生きづらさ」の背景にあるものを、あなた自身の言葉で説明できるでしょうし、少し生きるのが楽になっているのではないかと信じています。

いずれにしても、過去に遡っての根本的解決には、時間とタイミングが必要です。いま、あなたがしておくべきなのは、現在の状況を整備することです。つまり、いつか来るその日のために、脳と心のコンディションを整え、生活の状況を安全で、安心なものにすること、そして、自傷しなければコントロールできないほど激しい、自分の感情とつきあうコツをつかむことなのです。

それでは、現在の状況を整備するにはどうしたらよいのでしょうか。

ここでもやはり観察し、分析することが大切になってきます。本章では、以下に生活を見直す際に、注目すべきポイントを列挙してみたいと思います。

## 仕事や勉強について

自傷する人にはがんばり屋さんがとても多いという印象があります。いつも自分を精神的に追い込み、それこそ自分に「鞭《むち》打って」がんばらないと、「自分はダメ人間になってしまう」……。そんな思い込みを持っている人がけっこういます。

自分に自信がないせいか、仕事や勉強の成果を自分の自信のよりどころにしようと必死になっている人も少なくありません。そして、その成果を周囲から褒められると、さらに褒められることを求めてがんばるという、ほとんど「**褒められ依存症**」のような状態を呈し、「周囲の期待を裏切ってはならない」、「期待を裏切ると、自分の居場所がどこにもなくなる」という切迫した気持ちから、どんどん自分で自分にプレッシャーをかけていきます。

いつしか、徹底した完璧主義に自らが縛られ、疲れきっているのにまったく手が抜けないという悲惨な事態に陥ります。本当は60〜70パーセントの力で仕事をすれば何とかなるはずなのに、うっかり力を抜くと、「ゼロ」になってしまいそうな不安に駆られ、結局、１００パーセントの力を出して、虚脱するほど疲弊してしまいます。

そんな状態のあなたを一時的に元気づけるのが、まさに自傷なのです。褒められ依存症のあなたにとって、自傷はまるで覚せい剤のようにほんの短い時間だけあなたに気合いを入れてくれ、かりそめの元気をくれるでしょう。しかし、長持ちはしませんし、あっという間に効果は落ちていきます。エスカレートするのも早いです。

あなたにお願いがあります。ぜひ60〜70パーセントの力で、もっと「エコ」に仕事や勉強をしてみましょう。なかなか手を抜く勇気は出ないかもしれませんが、大丈夫、案外何とかなりますから、勇気を出して手抜きしてみてください。

え？　60〜70パーセントという中途半端な力の入れ具合がかえってむずかしいって？　確かにそういう場合もあるでしょうね。それならば、思いきって仕事や学校を休み、いったんゼロにしたってよいかなと思います。おそらくあなたは、そのまま自分がダメ人間になってしまうのではないかって心配しているのでしょう。でも、大丈夫、きっと何とかなりますよ。

## 家事・育児について

もしもあなたが主婦であるならば、あなたにとって最も重要な仕事は家事だと思います。男性のなかには家事労働の負担を軽く考えている人が少なくありませんし、女性のなかにもそのように思い込んでいる人がいますが、それは大きな誤解です。

もしかすると、あなたには子どもがいて、家事に加えて育児もしなければならないかもしれませんね。そして、もしもあなたに子ども時代に親から大切にされてこなかったという記憶があるならば、おそらくあなたは、「子どもには自分のような思いはさせたくない」と考え、人一倍、「よい母親になりたい」という気持ちが強いことでしょう。

それにもかかわらず、泣きたいときに泣きたいだけ泣き続けているわが子を見ていると、急にわが子が憎たらしく思えてくる瞬間もあるでしょう。かつて親を怒らせないために泣くことさえ自分に禁じていた、自らの子ども時代を思い出すからでしょう。でも、きっと自分に厳しいあなたのことですから、憎らしく思った次の瞬間には、そう感じた自分を激しく責めるかもしれませんね。

自傷する主婦の多くは、**自信のなさの三重苦**に苛まれています。妻としても、母親としても、そして「女」としても、自分に自信が持てないのです。そして毎日、思うように家事や育児がこなせない自分に対して、「ああ、私ってやっぱりダメな人間だ」と、自分にダメ出しをし、ますます自信を失っていったりもします。

このような自信のなさは人を意固地にさせます。さまざまな仕事をひとりで抱え込み、迷路に迷い込んでどうしてよいのか自分でもわからなくなっているのに、決して人に頼ったり、助けを求めたりができなくなってしまうのです。

まずは自分の配偶者にSOSを出してみましょう。それから、パートナーの反応がいまひとつだったならば、市役所や区役所のなかにある保健センターや、都道府県の保健所、精神保健福祉センターにも電話をかけて相談してみましょう。メンタルヘルス問題や子育て支援にくわしい保健師さんや精神保健福祉士さんが相談に乗ってくれるはずです。

心身の疲労が募ってくると、ささいなことがストレスとなって自傷しやすくなります。したがって、家事や育児の負担を減らすことは、自傷をコントロールするうえで重要な課題です。ですから、パートナーに家事を分担してもらう勇気を持ちましょう。もしも非協力的なパートナーであれば、保健師さんに家事を支援してくれるヘルパーの利用について相談してみましょう。

それから、育児の負担を少しでも減らすために、保育園を利用するのもよいことです。自傷する主婦――特に子ども時代に母親から十分に養育されてこなかった人――のなかには、子どもを保育園に預けることを、あたかも「養育怠慢なのではないか」とか、「子どもと離れるのがさみしい」などという理由から、躊躇する人が少なくありません。しかし、疲労が昂じて子どもの前で自傷してしまうよりも、自傷をせずに、子どもと一緒の時間を笑顔で過ごせる方がよいに決まっています。それにあなたを援助する専門職の立場からいっても、子どもの発達やあなたの疲れ具合を、保育士さんの視点からも見守ってもらえるという利点があります。

なお、育児の負担を軽減するために、保育園を利用するのではなく、実家の母親の助けを借りるという人もいます。一般論でいえば、それ自体は何ら問題のないことですが、自傷する人の場合には、その判断は慎重にした方がよいかもしれません。

というのも、自傷する人の場合、母親との関係が良好ではない人が少なくなく、母親が自分の家にしょっちゅうやってくることで、かえってあなたと母親との衝突が増える可能性があるからです。たとえば、かつて自分のことは十分にかわいがってくれなかった母親が、孫はやたらと溺愛し、甘やかすさまを見ていると、「自分の子どもがとられるのではないか」という不安を感じることもあるでしょう。また、あなたが一生懸命やっている育児について、いちいち横から口出し、ダメ出しをされたりすると、そのたびにあなたはイラッとし、怒りの感情がどんどん募っていきます。

なお、精神科医療機関に通院している人の場合、家事支援のヘルパーや保育園の利用において優先的かつ安価に利用できる制度があります。これは精神科を受診することの副次的なメリットといえるでしょう。

## 睡眠について

自傷する人のなかには、深夜の時間帯に自傷をする人が多いように思います。このことは、夜更かしをしていると自傷する可能性が高まることを示唆します。

確かに深夜は、どんな人でも感情の揺れ幅が大きくなる時間帯です。実際、昔から、深夜に書いたラブレターは、翌朝読み返すと情熱的すぎて恥ずかしい内容になりやすいなどといわれてきました。深夜の静かな、刺激の少ない環境では、意識が内面に集中しすぎることが関係しているのかもしれません。

したがって、深夜、日中体験した嫌な出来事を思い出せば、当然、日中よりも激しい感情の動きを引き起こすでしょう。そしてその結果、その感情によって自傷したい衝動に火がついてしまうと、他のことに気をそらすのがむずかしくなります。

このことから、自傷をコントロールするにはなるべく夜更かしはせずに早く就寝した方がよいと思います。ただ、日中仕事をしている人の場合、帰宅してすぐに就床するというのは現実的ではないかもしれません。やっと職場を離れて一人でホッと安堵する時間がとれたのに、そのくつろぎの時間がとれないままに就床するとなると、ストレスが解消されない可能性もあります。その意味では、できるだけ仕事を早く切り上げて帰宅し、できれば23時前に就寝してしまうのが理想でしょう。

ただし、子ども時代に暴力にみちた家庭環境に育った人や、性犯罪被害に遭遇した経験のある人のなかには、夜、なかなか就寝できず、朝方、窓の外が白みはじめてからやっと眠りにつけるという人もいます。

そのような人にとって、夜はとても怖い時間帯です。というのも、これまでの人生で「最も怖い出来事」はたいてい夜に起こってきたからです。しかも、就寝前の軽くウトウトとした意識状態は怖い記憶がフラッシュバックしやすく、さらに、そのとき周囲が暗いと、内面のイメージがどんどん膨らみ、リアルになってしまいやすいのです。その場合、あえて**灯りをつけた**

**まま寝る**方が安心して眠りにつける可能性があります。

## 食事について

おそらくあなたは自分の体重のことをたえず気にしていると思います。必ずしも摂食障害と診断されるレベルではないかもしれませんが、それでも何となく食べすぎてしまう不安や過食の衝動を感じながら、鏡に映る自分の姿や体重計のディスプレイに映る数字に一喜一憂したり、体重計に乗ることをいっさい拒絶したりしているのではないでしょうか。それから、時期によってあまり食べなかったり、あるいは逆に食べすぎたりしていて、たとえば1年間を通じて見てみると、かなり体重の変動幅が大きいという人も少なくないのではないでしょうか。

私自身の臨床経験をふりかえると、リストカットなどの自傷がさかんに行われているときには、患者さんはわりと拒食気味のことが多く、自傷が鎮まっている時期には自己誘発嘔吐が悪化していて、一方、過食がひどい時期には過量服薬が起こりやすいという印象を持っています。このことから推測されるのは、自傷・過量服薬と食行動の問題とのあいだには密接な関連があり、自傷をコントロールするには食事に対する配慮が必要かもしれないということです。

拒食であれ、過食であれ、食行動を安定させる最もよいのは次の3点を遵守することです。

- 三度の食事をきちんととる。
- それ以外の過食はしたいだけしてよい。
- 嘔吐や下剤乱用はしない。

あなたは、「そんなことしたら、太っちゃう！」と悲鳴を上げるかもしれませんね。でも、だまされたと思ってやってもらいたいのです。

やってみて気づくのは、「食べているわりに体重が増加しない」ということです。もちろん、決してやせはしませんし、はじめた当初はやはり体重が増加します。でも、食べているわりには太らないのです。

ダイエットや拒食経験のある人は思い出してみてください。1日だけ食べすぎただけなのに、自分でも驚くほど体重が増えていた、という経験はないでしょうか。拒食していると身体が完全に「飢餓状態モード」になっていて、栄養吸収率がものすごく高くなっているのです。その点、三度の食事をしっかりととっていると、栄養吸収率が低下し、過食しても栄養は思いのほか吸収されないのです。

それから、嘔吐をしなくなると、胃袋の物理的な問題から過食する量が減ります。また、嘔吐すること自体が血糖値を不安定にし、満腹中枢の「タガ」を外して、過食をエスカレートさせる効果がありますが、嘔吐しなくなることで過食を悪化させる要因が減るわけです。

しかし、三度の食事を少し間引きしたり（たとえば、主食の量を減らす）、明らかには減らしたわけではないにしても、どこかで「食べすぎないようにしよう」という食行動コントロールの意志が出てきたりすると、必ず過食が悪化します。特に、就寝前、少し眠気が差してウトウトしかけたときに、猛烈な過食衝動に襲われます。この夜間の過食は、睡眠薬やアルコールの影響でさらにエスカレートする傾向があります。

いずれにしても、「三度の食事をきちんととる」、「過食をしたいだけする」、「嘔吐はしない」という3ヵ条を遵守してしばらくすると、過食量が減じていき、体重も減少傾向を示すようになります。もちろん、それはあなたが理想とする体重には遠くおよびませんが、体重コントロールにとらわれ、拒食とリバウンドの過食に翻弄されていたときの体重よりははるかにましな場合が多いです。

あ、そうそう、それからあなたの家にある体重計は処分しちゃった方がよいと思いますよ。

## 運動について

あなたは定期的に運動をしていますか。

適度な運動は慢性化したうつ状態からの回復に役立ちますし、ある種の運動は自傷したい衝動から気持ちをそらす置換スキルとして有効なこともあります。したがって、私はあなたに適度な運動をすることを勧めたいと思います。

それでは、具体的にどのような運動がよいのでしょうか。自傷からの回復段階では、他の人にペースを合わせるのはしばしば大変ですし、人と自分を比べる場面はあなたをつらい気分にさせることが多いでしょう。その意味では、できるだけ自分一人でできるものがよいでしょう。たとえば、ランニングやウォーキング、テニスの壁打ちやバッティングセンターに行くことなどがあります。サンドバッグを殴る、あるいは、格闘技のようなものは避けましょう。妙な興奮により、むしろ自傷の衝動が高まってしまう場合があります。

経済的なゆとりがある人は、スポーツクラブを利用してもよいでしょう。ジムでのウェイトトレーニングや水泳、あるいはジャズダンスやエアロビクスもよいでしょう。もしもヨガ教室があれば、特に強くお勧めしたいです。というのも、ヨガの呼吸法を体得すれば、そのままそれを鎮静的置換スキルとして活用することができるからです。

あなたの生活スケジュールに運動を組み込む際にいくつか注意点があります。まず、やりすぎないことです。たとえば適度のランニングは精神的によい影響を与えますが、やりすぎるとそれは自傷的な様相を呈します。毎日ではなく、せいぜい週に2〜3日くらいまでとし、その日クタクタになって他のことができなくなるような過酷な運動量にはしないでください。

次に、運動をダイエットの手段に用いないことです。まちがってもサウナスーツを着て運動するような真似はしないでください。運動をすることで結果的に体重が減少するのは問題ないのですが、体重減少を主たる目的として運動すれば、必ずやせ願望がムクムクと頭をもたげてきて、運動の内容が次第に過激になっていくだけでなく、自分でも気がつかないうちに食生活が変化してきます。つまり、少しずつ食事を制限していくようになるのです。そして、その状態を放っておけば、あなたは拒食に陥ってしまうでしょう。そして、拒食であるにもかかわらず、運動に執着するという事態は、まちがいなく自傷的なものです。

最後に、ここでいう運動とは、人と競ったり、比べたりせずに、あくまでもあなたの精神状態の安寧を目的とするものです。その対象が何であれ、人と競ったり、比べたりする行為は、あなたを自傷へと駆り立ててしまう可能性があります。

## 人づきあいについて

### 1　怒りは悪い感情ではありません

あなたにはこの人は苦手、この人と話すとムカつく、イライラする、なぜかこの人と話すと自傷したくなってしまう……という人はいないでしょうか。

え？　そんな人、一人もいないって？

そんなはずないでしょう。そうやって、自分の本音に嘘をつくのがあなたの悪い癖です。誰かにムカついたり、イライラしたり、カチンときたりするのは、別に悪いことではありません。それどころか、それはきわめて正常で健康的なことです。

もちろん、だからといってその人に殴りかかってよいといっているのではないですよ。暴力はいけません。でも、ただ心のなかで思うだけならまったく問題ないことです。たとえその相手が自分の親であったとしても、思うのはあなたの自由なのです。むしろその気持ちを抑えつけ、何も感じなかったことにしてしまうこと、さらには、そんな「悪い感情」を抱いてしまった自分に罪悪感を抱いたり、自分を責めたりすることこそ、異常で不健康なことです。

## 2 苦手な人を同定しましょう

さあ、苦手な人を同定してみましょう。もしもその人があなたにとって身近で大切な人であった場合には、その関係性の種類はどのようなものでしょうか。否定される関係性でしょうか。それとも支配される関係性でしょうか。あるいは、本当のことをいえない関係性でしょうか。そして、その関係性から逃れるために、あなたはその人と距離を置くことはできるでしょうか。たとえば、別々に住んだり、あまり会わないようにしたり、関係を解消したりすることはできそうですか。

苦手な人がさほど身近でもなく、大切でもない人の場合もあるでしょう。たとえば、同級生や同僚、あるいは近所の人ということもあるでしょう。それでは、なぜその人たちが苦手なのでしょうか。自分にはないものを持っていて、一緒にいるだけで劣等感に苛まれてしまうからでしょうか。それとも、何となく相手が自分に対して批判的な考えを持っているように感じるからでしょうか。あるいは、実際に非難もくしは叱責された経験があり、以来、そのときの不快感や恐怖感が払拭できないのでしょうか。もしもその人があなたよりも年長者だったらば、どこかあなたの親とカブるところがあって、それが苦手なのでしょうか。もしかして、あなたの「褒められ依存症」が顔を出し、「こんなにがんばっているのに全然褒めてくれない」と、あなたは内心腹を立てるとともに、「私はあの人を失望させているのだろうか」という不安も抱いていて、それが苦手意識として自覚されているのでしょうか。

このようにして苦手な人を同定し、その理由を自分なりに分析することは、多少なりともあなたの心にゆとりを作り出します。確かに苦手な人が苦手でなくなるわけではありません。でも、考えてみれば、どんな人にも苦手な相手はいるものです。大事なことは、あなたが気持ちにゆとりを持つことです。

## 3 「大切で苦手な人」にはっきりと自分の気持ちを伝えてみましょう

あなたを最も深刻に傷つけるのは、もしかすると親や恋人といった非常に身近で大切な人かもしれません。そうだとするならば、あなたは、「相手にいいたいことは山ほどあるが、自分だっていろいろと相手に迷惑をかけているのも事実だし、相手を傷つけて関係が破綻するのは困る。しばらく距離を置くのだってさみしいし……」という気持ちを抱いているのではないでしょうか。

それだったらば、伝え方を工夫してみませんか。

たとえば、恋人があなたに、「そうやって、ちょっとしたことで自傷されるたびに責められている感じがして、すげえムカつくんだよ！」といったとしましょう。この発言に対してただ黙っているだけでは、本来、対等なはずの二人の関係性は、まるで「親と子」、あるいは「教師と生徒」、果ては「暴君と奴隷」のようなゆがんだものとなってしまいます。かといって、「なんてひどいことというのよ！　あなたなんかに私の気持ちはわからない！」と怒りをぶつけてしまうと、完全な正面衝突となり、もはや話し合いのチャンスはなくなってしまいます。下手をしたら、この後、別れ話をする事態となってしまうかもしれません。

そこで、「PIUS」と呼ばれる気持ちの伝え方に挑戦してみてほしいのです。これは、相手との衝突を避けて自分の意向を受け入れさせる、一種の「交渉術」であり、そのポイントは以下の四つに整理できます。

- **Positive：**相手に対して、問題点の指摘からではなく、相手のよいところ、好ましいところを述べるところから話を切り出す。
- **"I"message：**相手に対して「あなた」という対決的、批判的、指示的なニュアンスを持つ二人称を主語にした文章ではなく、「私」という一人称を主語にした文章であなたの気持ちを伝える。
- **Understanding：**相手が置かれた立場に理解を示す。
- **Share：**あえてあなたが問題の責任の一端を背負う態度を見せる。

この「PIUS」の原則にのっとって彼に対する反論の例を示してみましょう。

「いつも私を精神的に支えてくれて、あなたにはすごく感謝しているの（Positive）。それなのに、私ときたら、自傷が全然とまらなくって、あなたがイライラする気持ちはよく理解できるわ（Understanding）。でも、私は、あなたにだけは理解してほしいって思っているのよ、私だって決して好きで切っているわけじゃないし、何とかしたいと思って努力しているってことを（"I"message）。もちろん、私の伝え方にも悪いところがあるのはわかっているわ（Share）。あなたがもう少し私の気持ちをわかってくれるようになるために、私はどうしたらよいかしら？」

なんて回りくどいいい方！　あなたはそう感じるでしょうか。まあ確かにそうですね。でも、こんないい方をされたら、さすがに相手もキレる気が失せるとは思いませんか。

大事なことは、あなたが最も強く望んでいることは何なのかです。恋人との破局でしょうか。それとも、怒りをそのまま恋人にぶつけて、あなたがどれだけ悔しい思いをしたのかを思い知らせることでしょうか。

違いますよね。あなたの最大の願いは、恋人があなたに対してもっと思いやりの心や、理解しようとする気持ちを持つようになることでしょう。だとすれば、この目標に向けて最も有効な交渉術を採用しましょう。表面的には、相手に対して頭を下げているように見せかけながら、最終的に実を取るという戦法です。

## 4　しがみつきの関係性

あなたは特定の大切な人一人——たとえば、親や恋人、親友、あるいは特定の援助者のいずれか——に強く依存し、頼りきり、しがみついていないでしょうか。自傷をコントロールできるようになり、自傷に頼らない生き方を手に入れるには、たった一人の人間にしがみつくのは危険です。

これは決して「人を信じるな」といっているわけではありません。人に助けを求め、自分のサポーターを得ることはよいことですが、サポーターはできるだけ複数持つべきだといいたいのです。いいかえると、人に依存するのが悪いのではありません。一人の人に依存するのが問題なのです。なぜなら、依存先が一人の人だとその人にのしかかる負担が大きくなって、その人がつぶれてしまう可能性がありますし、万一、その一人があなたのもとを去ったら、あなたの生活は成り立たなくなってしまう危険があるからです。ですから、依存先を増やし、一人の人に対する期待度を下げる必要があります。

理想をいえば、複数のサポーターに加えて、専門家の支援があるとよいでしょう。専門家の支援を受けるのは、そんなにむずかしいことではありません。たとえば、精神科医療機関の他に、中学・高校であればスクールカウンセラーや保健室の先生、大学であれば学生相談室や保健管理センターのスタッフ、社会人なら企業の健康管理センターのスタッフや保健所の保健師さんといった顔ぶれが考えられます。子どものいる主婦であれば、保育園の保育士さんや役所の子育て支援課の職員を加えることもできるでしょう。もしもあなたが何かの自助グループにつながっているのなら、そのグループの仲間も、広い意味での専門家として役に立つことがあります。

問題は、あなたの身近なサポーターの場合です。親との関係が良好であれば、これに友人もしくは恋人のいずれかが加わればひとまず複数になります。しかし、親との関係がよくない場合にはそうはいきません。特に困るのは、すでに恋人がいて、その人ひとりにしがみついている場合です。こうした状況では、しばしば本人は恋人との二人きりの関係にどんどん閉じこもっていってしまい、日増しに同性の友人との関係から遠ざかっていきます。

女性の場合、同性の友人から孤立している人は、恋人から大切に扱われなくなってしまいやすいという気がします。孤立している女性は、どうしても男性からの暴力や一方的なわがままの餌食にされてしまいやすいのです。しかも、そのような状況に陥っても、誰も「その関係性って変だよ」と教えてくれないせいで、「これがふつう」と思い込み、逃げ出すという考えが浮かびません。気がつくと、否定される関係性・支配される関係性へとはまり込んでしまっているのです。

## 5　同性の友人作りと異性との関係

しかし同性の友人がいないからといって、第二、第三の異性の恋人を作り、まるで「タコ足配線」のように複数の男性との交際をするのはお勧めできません。というのも、万一、それがバレたらすべてを失い、とんでもない孤独の谷底に突き落とされる危険があるからです。また、「男から男へと渡り歩く生き方」は、将来的に**男性依存**の様相を呈する可能性があります。そして、男性依存の特徴は、「男が変わるたびにつきあう男の質が低下し、最後は暴力をふるうか、お金をむしりとる男にたどりつく」という**男下り現象**にあります。たぶんあなたはそのような事態は望んでいないはずですよね。

実際、私自身の臨床経験を振り返っても、「男性の恋人はほとんど切らしたことはないが、同性の友人がいない」というタイプの患者さんは、総じて治療がうまくいきません。最終的に、不幸にして自殺に至ってしまった人もいます。こんないい方は誤解を招くでしょうが、生きるうえで男はあまりあてにならないという気さえします。

そのような経験にもとづいて、私は女性の自傷患者さんたちにいつもあることを伝えてきました。それは「同性の友人で多少なりともつながりがある人がいれば、必ず年賀状を書きましょう。また、もしも、同性の友人から年賀状が来たら、万難を排して返事を出しましょう」というものです。そうした、やや薄い関係でも何かの拍子に大切なサポーターに変わってくれることがあります。特に、中年期以降、年齢的にそう簡単に新たに恋人を作ることがままならなくなったときに、こうしたささやかな努力があなたの命をつなぎとめます。

ちなみに、私が女性の自傷患者さんによく伝えていることには、もう一つあります。それは、「たとえ彼氏が車を持っていて、出かけるときにはいつも車で送迎してくれる優しい人であったとしても、**自分の用事で出かけるときには、できるだけ一人で公共の交通機関を使って外出してみましょう**」というものです。

自傷する女性の多くが性的なトラウマを抱えており、電車やバスのなかで痴漢被害に遭遇した経験を持つ人も少なくありません。その影響から、彼女たちは、大勢の男性と密閉空間ですし詰めになる公共交通機関が苦手です。利用する際には、苦痛に耐えながらかろうじてその時間をやり過ごしている、というのが実情です。

それだけに、いわゆる「アッシー男」が、自家用車というパーソナルな空間を持つ乗り物で送迎してくれるのは、トラウマを抱えた女性にとってまさに「渡りに船」ともいうべきありがたいことです。しかし、こうした苦痛のない外出が習慣化するなかで、いつしか電車やバスが怖くて乗れなくなります。その結果、生きていくためには経済的な負担を覚悟で自家用車を所有するか、あるいは、タクシーを利用するか、さもなければ、たとえ暴力をふるう男であってもその関係を切れず、男から男へと渡り歩きながら男に依存して生きるしかなくなってしまいます。

将来、あなたが子育てに集中したり、あるいは、自分が罹患している精神疾患の治療に専念したりしながら、自立へのプロセスとして生活保護を受給する必要が生じることだってあるかもしれません。そうなると、自家用車の所有はもとより、タクシー利用にだって制限があります。公共交通機関を利用できないということは、自立への大きな足かせとなるわけです。

したがって、公共交通機関の利用など、いまできていることを維持し、将来の自立の可能性を確保しておくためにも、「アッシー男」に依存しすぎないことが大切です。

## 性的活動や生理周期との関係

人間の生活のなかで、食事や睡眠と並んで性的活動はとても基本的なものです。それだけに、性的活動や生理周期も自傷に無視できない影響を与えます。私は男性なので、この問題について語るには限界がありますが、これまでの臨床経験のなかで感じてきたことだけを書かせていただきます。

## 1 日常的な性的活動について

自傷する人のなかには、性的なトラウマを抱えている人が少なくありません。その結果、トラウマ体験に関する問題が日常の性的活動にさまざまな影響を与えることがあります。

最もよく見られる問題は、パートナーとのセックスです。そのパートナーはあなたにとって信頼できる人で、生涯大切にしたいと考えている相手だとしましょう。それだけに、相手の性的なニーズには応えたいと思うのは自然なことです。しかし、何かの拍子に相手の行動が刺激になって、過去の被害場面がフラッシュバックしてしまい、セックスが苦痛になってしまうことがあります。相手のちょっとした仕草や言葉が、過去の加害者とカブッてしまい、突然、嫌悪感に襲われることもあるでしょう。

そのようなときに無理にセックスをするのは危険です。後で、ものすごい疲労感や自己嫌悪に駆られます。なかには、無理に感じているふりをする女性もいますが、そのようなサービスをする必要もありません。パートナーに対して、「ごめん、いまはちょっと待ってほしい」とお願いする勇気を持ってください。もしもパートナーが過去の性的トラウマのことを知っていれば、「フラッシュバックが出た」と正直にいえばよいのですが、「そのことをまだ話せていない」、あるいは、「とても話せない」と感じている場合には、説明を工夫する必要があります。この場合には嘘も方便です。相手を大切に思っていることを伝えたうえで、自分の心身の調子のせいで、今日のところは、ただ抱きしめてもらうだけにするとか、手を握っているだけにしてもらいましょう。

パートナーの言動に対して、あなたが何か信用できない気配や懸念を抱いている場合には(たとえば、「浮気しているかもしれない」など)、このような事態は非常に起こりやすくなります。その場合には、そのような懸念を解消するために話し合いの場を持つことが優先されます。

## 2　非日常的な性的活動について

自傷からの回復という観点からいうと、刺激に満ちた性的活動には注意が必要です。行きずりの相手とのセックスはいうにおよばず、いつものパートナーであっても、玩具を用いたり、薬物の影響下で行ったり、SM的な要素を取り入れたりといったように、刺激あるセックスは高揚感をもたらしますが、その後に疲労感や虚脱感が長引きやすいという特徴があります。自傷患者さんのなかには、このような高揚した後の虚脱感のなかで自傷の衝動が高まることがあります。

また、あまりにも高頻度のセックスや強迫的なマスターベーション、あるいは、ハプニングバーのような場所での性的活動は、それ自体が自傷と等価の意味を持っている可能性があり、その行動はあっという間にエスカレートしていくことが多いように思います。

おそらく自傷からの回復という観点からは、あまり刺激的ではない、安心感にみちた、穏やかで平凡な性的活動がよいのかもしれません。

## 3 生理周期との関係

個人差はありますが、女性であれば誰しも生理周期によって感情の状態が変化します。特に排卵後の高温相の時期から生理が始まる前までの時期は、イライラしやすくなったり、過食気味になったり、疲れやすさを感じたりします。自傷する女性の場合には、こうした傾向が一般の人よりも顕著であり、この時期には自傷が起こる頻度も高いという印象があります。

自傷と生理周期との関係についてはまだ明らかになっていないことが多いのが現状です。生理前の自傷そのものを月経前緊張症候群の一症状と捉える見方もありえますし、自傷という習慣を持っている人が、生理周期に合わせた正常な感情状態の変動で影響を受けているという捉え方もあるでしょう。

ただ、私の臨床経験では、さまざまなトラウマ体験を持っている女性ほど、生理前の感情の不安定さは見られやすいですし、また、現在、恋人や配偶者との関係がうまくいってないときほど、不安定になりやすいという印象を持っています。このことから私は、過去に無力感を痛感した経験がある人、あるいは、現在、否定される・支配される関係性のなかで無力感を体験している人が、生理という、「自分の意志ではコントロールできない生理的現象」に遭遇することが刺激となって、強烈な無力感を自覚することが関係しているのではないかと考えています。

いずれにしても、あなたは自分の生理周期と自分の感情状態や自傷との関係を十分に理解しておくことが必要です。そして、もしも生理周期と自傷との関係が密接であるとするならば、生理中にはさまざまな置換スキルをかなり強力に実施するなどの対策が必要でしょう。

## 4　性的トラウマと性的産業への従事

性的なトラウマを抱えた自傷患者さんのなかには、性的な活動に強い嫌悪感を持つ人がいる一方で、それとは反対に、性的に奔放な人もいます。そのなかで、行きずりのセックスをしたり、援助交際や風俗産業に従事したりする人もいます。

表面的に性的に奔放であるように見えても、それはトラウマを克服したからではありません。むしろ影響がより深刻であるがゆえに、「危険から自分の身を守ることができない」という、自傷的な生き方をしてしまっている可能性があります。

実際、一度でも性的暴力の被害を受けた女性は、将来、ふたたび性的暴力の被害を受けやすくなることが知られています。たとえば、男性に声をかけられただけで、恐怖のあまり思考がフリーズして解離状態を呈し、まるでロボットのように、男性のいいなりになってしまうことがあります。また、あたかも性的暴力被害のときに体験した無力感を払拭しようとして、積極的に男性に対して誘惑的な態度に出て、「自分は無力ではない」と無力感を否定し、「自分は状況をコントロールできている」という自己効力感を確認しようとしているかのように見える人もいます。解離しやすい人の場合には、本人を性的暴力の被害から守るために、本人とは対照的な「性的に奔放で誘惑的な交代人格」を作り出し、男性との関係に適応しようとすることもあります。

こうした行動はいずれもどこか自傷的な性質を帯びています。実際、私が出会った自傷患者さんのなかには、風俗産業などに従事するなかで、自傷が悪化したり、あるいは、アルコールや薬物の乱用・依存が進行したりしていました。おそらくその環境に適応するには、

「自傷や物質による心の痛みの鎮痛」が必要だったのでしょう。

もしもあなたがこのように性的に奔放だったり、性的な仕事についているならば、一応、ここに書いたメカニズムについては理解しておいてください。もちろん、「そんな仕事はすぐにやめなさい」などというつもりはありません。他の仕事を探すのも容易ではないでしょうし、日によって体調がめまぐるしく変わるあなたにとって、比較的休みを取りやすい仕事という点でメリットもあるでしょう。また、非常につらい一方で、「自分を必要とする人がいる」という感覚に一時的に救われている人だっているかもしれません。何よりも収入の点で簡単にはやめられない事情もあるはずです。

大切なことは、さまざまな情報を集めながら、自分にとって長期的には何が最もよいのかをじっくり考えることです。

## アルコール、カフェイン、市販薬とのつきあい方

あなたは飲酒や喫煙の習慣はお持ちですか。コーヒーなどのカフェイン含有飲料はお好きでしょうか。

## 1 アルコールとのつきあい方

私はこれまで診療のなかで、自傷する患者さんにはアルコールはやめるようにお願いしてきました。「たくさん飲むな」、「飲みすぎるな」ではありません。「晩酌やつきあいで少しだけ飲むというのもやめてほしい」と伝えてきました。

その理由は五つあります。第一に、アルコールが入ると、どんな人でも少し衝動的かつ攻撃的になりますが、自傷する人の場合、それが自傷というかたちで現れます。飲酒するといつも以上に自傷しやすくなってしまうのです。第二に、アルコールに酩酊すると痛覚が鈍くなるため、どうしてもいつもよりも深く切りすぎてしまい、ともすれば大惨事となってしまいます。第三に、精神科から処方されている治療薬の効果が減じ、副作用ばかりが強調されて出現しやすくなります。第四に、処方薬のなかでも特に抗不安薬と睡眠薬の依存症になりやすくなります。そして第五に、自傷する人――なかでも過去にトラウマ被害に遭っている人――の場合、アルコールの持つ薬理作用が彼らの不安や恐怖感をやわらげてくれる分、驚くほど短期間で依存症になってしまう人が多いのです。

飲酒習慣のある人は、この機会にしばらく飲酒するのをやめてみてはいかがでしょうか。

もちろん、「一生涯、酒を飲むな」などというつもりはありません。とりあえず、自傷がとまるまでのあいだだけでもよいので、挑戦してみませんか。

「お酒をやめたいが、やめられずに困っている」という人は、精神科に受診して相談するか、地域の精神保健福祉センターや保健所に相談してみてください。アルコールを断つのに役立つ専門病院や民間リハビリ施設、自助グループを紹介してくれるでしょう。

## 2　カフェインとのつきあい方

「毎朝、コーヒーを飲まないと一日が始まらない、頭や身体がシャキッとしない感じがする」という人は少なくないと思います。かくいう私もそんな人間の一人です。確かに適量のカフェインは脳と身体をリフレッシュして疲れを癒し、また、くつろぎの感覚をもたらしてくれます。

しかし、自傷する人のなかには、覚醒効果や意欲増進効果を期待して、カフェイン飲料を取りすぎる人がいます。たとえば、疲れきった身体に鞭打って仕事や勉強に打ち込もうとして、一日何杯もコーヒーを飲む人がいます。コーヒーだけでは足りずにカフェイン含有のエナジードリンクや、栄養ドリンクを用いる人もいます。なかには、薬局でカフェインの錠剤やアンプルを購入し、服用する人もいます。また、カフェインが持つ食欲抑制効果を期待して、アイスコーヒーやゼロカロリーコーラをガブ飲みする人もいます。

このようなカフェインの乱用は、自傷からの回復には悪影響をおよぼします。カフェインは簡単に薬理学的な耐性を獲得して、すぐに効果が自覚できなくなり、気づくと摂取する量がどんどん増えていってしまいます。最終的には、どれだけ摂取しても覚醒効果や意欲増進効果、あるいは食欲抑制効果が得られなくなります。そのうえ、カフェインの離脱症状や悪影響ははっきりとでます。たとえば、離脱症状としては、虚脱感や深い疲労感が出現します。人によっては投げやりで、厭世的な気分に襲われることがあります。また、悪影響としては、イライラしやすくなり、ちょっとした出来事で不安や焦燥、緊張を感じやすい状態を引き起こすこともあります。夕方以降のカフェイン摂取は不眠の原因ともなるでしょう。

自傷する人は、ただでさえ意欲低下や疲れやすさといったうつ状態を呈しており、ささいなことで不安や焦燥、不眠を呈しやすい傾向があります。これに加えてカフェインを大量に摂取すれば、こうした傾向はいっそう増幅されるでしょう。また、子ども時代の虐待や性犯罪被害などのトラウマ体験を抱えている人の場合、カフェインの薬理効果は神経を過敏にし、フラッシュバックを起こしやすい脳の状態を作り出します。いずれの場合も、このような苦痛を伴う症状への対処として、ますます高頻度かつ重篤な自傷が必要となってしまいます。

自傷をコントロールするという観点からは、カフェインを取りすぎないことが重要です。

具体的には、コーヒーやお茶、コーラなどのカフェイン含有飲料の摂取は、午前中にカップ1~2杯程度にとどめ、午後以降には摂取しないようにしてみましょう。また、自傷している人は、エナジードリンクや栄養ドリンク、あるいはカフェインの錠剤やアンプルなどはいっさい摂取しないことが大切です。

## 3　市販薬とのつきあい方

ちょっとした感冒や頭痛、歯痛などでいちいち医療機関に受診するのは大変ですよね。そんなときには薬局で市販薬を購入し、ひとまずの応急処置をするというのは、誰もがやっていることです。

しかし、自傷する人が自身の自傷をコントロールするという観点からは、こうした市販薬にも一定の注意が必要です。実際、自傷患者さんのなかには市販薬を乱用している方がめずらしくありません。

乱用の動機にはさまざまなものがあります。たとえば、意欲を高める目的から市販感冒薬を乱用する人がいます。市販されている総合感冒薬のなかには、塩酸メチルエフェドリン（覚醒剤の原材料であるエフェドリンと類似した作用を持つ気管支拡張剤）やカフェインが含まれています。したがって、これらの感冒薬を大量に摂取すれば意欲がでるような気がする人もいます。しかし、その効果は一時的であり、最終的には、前項で取り上げたカフェイン同様、弊害の方が多くなります。

また、嫌な気分を忘れたくて、市販の睡眠薬やある種の市販鎮痛薬を乱用する人もいます。「睡眠薬ならばともかく、鎮痛薬で嫌な気分を忘れられるのか？」と不思議に思う人もいるでしょうが、ある種の市販鎮痛薬には「ブロムワレリル尿素」という、昔の精神科治療に用いられた依存性のある睡眠薬成分が含まれており、乱用すれば「ラリッた感覚」を体験できる場合があります。睡眠薬にせよ、鎮痛薬にせよ、このような意図からの乱用は依存症に陥りやすく、また、酩酊時に深刻な自傷をしてしまうなど、事故を起こしやすく危険です。

それから、頑固な頭痛を抑えるために鎮痛薬を飲みすぎている人もいます。自傷する人のなかで解離傾向を呈しやすい人の多くが「頭痛持ち」で、しばしば医療機関から処方される鎮痛薬や市販の鎮痛薬をたくさん服用しています。しかし近年、鎮痛薬の飲みすぎにより新たに頭痛が生じることが明らかにされ、「鎮痛薬で生じた頭痛を抑えるために鎮痛薬を服用する」という、まさに「マッチポンプ式」の泥沼にハマっている患者さんが少なくないことが問題となっています。

そこで、頭痛持ちのあなたにお願いがあります。頭痛に対する薬物療法は、一つの医療機関からの処方にすべてを委《ゆだ》ねてください。そして、他の医療機関からの処方は受けないこと、市販薬はいっさい飲まないことを原則としてください。

## インターネットとのつきあい方

今日、インターネットを抜きにして現代人の生活を語ることはできないといっても過言ではありませんが、特に自傷する人はインターネットのヘビーユーザーがめずらしくなく、自分のブログサイトを持っていたり、FacebookやTwitter、LINEといったSNSを駆使していたりする人が多いという印象があります。

しかし、こうしたインターネットの世界が、あなたが自傷をコントロールするうえでどれだけ役に立つのかについては、私はいささか疑問を感じています。すでに触れたように、SNSを自傷の衝動に対する置換スキルとして用いることにはリスクが伴いますが、それだけでなく、そのように積極的な対処ツールとして駆使しない場合でも、あなたにとってマイナスの影響をおよぼすかもしれません。

たとえばあなたは、SNSのタイムラインに流れてくる投稿をただ眺めるだけでも、気分が落ち込むことはないでしょうか。一家でレジャーを楽しんでいるほのぼのとした1コマ、恋人と訪れた素敵なレストランで供された高級そうな料理の数々、生まれてまもない赤ん坊を抱きしめる笑顔の女性、おしゃれな美男美女が集う華やかなパーティや飲み会の光景、あるいは、仕事の多忙さをグチるように見せかけて、さりげなく仕事の好調ぶりを自慢する投稿……。そのような写真や文章が次から次へとあなたの視野に飛び込んでくるわけです。

もちろん、それは現実を公平かつ客観的に反映したものではありません。多くの人たちがFacebookなどで発信している情報は、本当の現実ではなく、明らかに「盛った」現実、自分の生活のなかで人に自慢するに足る題材、自分の幸せさをアピールできる一場面だけを慎重に厳選して投稿しています。少なくともタイムライン上では、みじめなエピソードや失意の体験、平凡で退屈な日常は、周到に隠蔽され、最初から存在しなかったことにされているのです。

しかし、あなたはそうは思わないはずです。そうした人びとの投稿を眺めるたびに、あなたは自分のさえない、もしかするとふがいない日常と比べて、絶望的な気分になるのではないでしょうか。自傷する人たちは、無意識のうちに自分と人を比べて自分を痛めつける傾向がありますが、そうやって自分を痛めつけた果てには、たいてい世界全体に対する呪詛《じゅそ》に近い感情がわき起こってくるものです。そして、あなたはそのような感情を抱いてしまった自分を嫌悪するのがお決まりのパターンではないでしょうか。そして、その自己嫌悪は、あなたに自傷する格好の理由を与えるはずです。

それから、自傷している人は自分のブログを持っている人がけっこういますね。読んだ人からのコメント機能をつけなければ、意見交換を主たる目的とせずに一方的に情報発信をするブログはSNSよりは安全ではあると思います。ただ、自分のことを「リストカッター」とか「自傷ラー」などと自認し、「自傷キャラ」を前面に出してブログを書くのは、避けた方がよいと思います。このような「自傷キャラ」を自認するようになると、あなたは自分でも気づかないうちに周囲の期待に応えようとして自傷をエスカレートさせてしまいます。

しかし、誤解しないでくださいね。私は決してSNSやブログをやるなといっているわけではありません。それを頼みの綱として過信したり、他人の投稿に一喜一憂したりしないでほしいといいたいのです。実際、私は、自傷する人たちが「自傷からの回復」について綴《つづ》ったブログの文章に、何度となく心を打たれたことがあります。ですから、いまここで私がいったことは、あくまでも、一つの提案にすぎないと受けとめてください。

私がぜひともお願いしたいと考えていることは、たった一つだけです。それは、自身が自傷した傷の写真や、自傷する様子を克明に録画した動画、あるいは、自傷を美化するようなテーマの詩や散文を掲げているサイトは、できるだけ見ないようにしてほしいということです。そうした情報は、あなたの自傷したい衝動を刺激する可能性があるからです。

## 生活のスケジュールを立てましょう

前章で取り上げた自傷日誌を見返してください。自傷が多い日、あるいはその直前の時期には、生活のスケジュールにどのような特徴がありますか。そして、自傷していない日にはどのような特徴があるでしょうか。たとえば、起床時刻や就寝時刻、睡眠時間、食事をとる時間や回数、外出する頻度、仕事や勉強の時間、買い物に費やす時間や金額、趣味に費やす時間……。自傷の有無にこうした点で特徴はないでしょうか。

このように分析をしていくと、自傷しない日の生活パターンが見えてきます。おそらくそのような生活パターンは、あなたの脳と心にとって快適なものなのでしょう。

一つ提案があります。あなたの「自傷しない日の生活パターン」を可能な範囲でセルフコピーした生活を目指してみませんか。そうすれば、脳や心を無駄に疲れさせず、あなたが自傷に対するコントロールを取り戻すのに役立つはずです。

具体的には、一日のスケジュールが書き込める手帳を用意し（もちろん、スマートフォンのカレンダーでもよいです）、まだ、自傷のことを考えていない、一日の早い時間帯（おそらく午前中ではないでしょうか。私の臨床経験では、自傷する人たちの多くは、午後から深夜にかけて自傷しているという印象を持っています）に、その日のスケジュールを立て、できるだけそのスケジュール通りに生活するのです。

スケジュールを立てる際には、たとえば分刻みのハードな予定を組むのではなく、現実的で、適度に気晴らしや休憩、遊びを含めたものにすることが大切です。一方で、たとえば、午後いっぱいの時間帯をまるまる「自由時間」などと書き込むのも好ましくありません。もう少し小刻みかつ具体的に予定を書き込んでください。

予定通りにスケジュールをこなせていると、たとえ自宅療養中の生活を送っていても、それなりに達成感があり、自分のことが嫌いにならないですむでしょう。それだけでも、自傷したい衝動の出現が抑えられます。

最後に、スケジュールのなかに、必ず一日一回、何か自分が得意だと思うことをする予定を組み込むとよいでしょう。もちろん、それは、自傷や他の自分を傷つける行動以外のことです。「得意」といっても、他の人に比べて「すぐれている」という意味ではなく、自分のなかで「得意」、「好き」ということで、実際には「下手の横好き」でかまいません。たとえば、漫画やイラストを描く、詩や文章を書く、楽器を弾く、書道をする、午前中においしいコーヒーやお茶を丁寧に入れる、料理をする、化粧をする、読書や音楽鑑賞をする、掃除をする、など。長期的には、そういったことの積み重ねが、あなたの自信の基礎となるはずですから。

# 第11章 もしも精神科医にかかるなら

## 精神科医療を利用することのメリットは？

あなたは現在、精神科に通院していますか。

私は、自傷しているすべての人が精神科治療を受ける必要があるとは思っていません。精神科に受診することにはデメリットだってあります。たとえば、自傷に対して理解のない精神科医の心ない一言に、あなたが深く傷つけられることもあるでしょう。また、精神科で睡眠薬や抗不安薬を処方されたのをきっかけに、処方薬の乱用・依存に陥ったり、過量服薬を繰り返すようになったりする危険性もあります。

しかし、それでも、私は適切な精神科医と出会うことができれば、自傷する人が精神科医療を利用することのメリットは小さくないと考えています。理由は三つあります。

第一に、医学的疾患の治療ができます。自傷する人たちのなかには、うつ病や双極性障害（躁うつ病）などの精神疾患に罹患している人が少なくなく、こうした精神疾患を抱える人にとって、医学的な助言や薬物療法は確かに有用です。

第二に、相談機関・福祉サービスの利用ができます。あなたが地域にあるさまざまな相談機関や福祉サービスを利用する際には、医師が作成した各種診断書が必要となります。これらの診断書の多くは、精神科医でなければ作成できません。

そして最後に、あなたのサポーターたちが安心します。あなたが自傷をコントロールし、自分なりに納得できる生き方を手に入れるためには、理解ある家族や友人、恋人、同僚、上司、学校の先生に加えて誰かしら専門職の人の伴走があった方がよいでしょう。もちろん、それは必ずしも精神科医でなければならないとは思いません。あなたにとっては、臨床心理士や精神保健福祉士、保健師、看護師、あるいは保健室の先生の方がよいという場合だってありますし、精神科以外のそうした資格を持つ専門的援助者の支援は、むしろあった方がよいです。しかし、そのような援助者がいる場合でも、一応、精神科の主治医がいると、それだけで他の援助者が安心してあなたのサポートをできるでしょう。

それでは、先に私がいった「適切な精神科医」とは、あるいは、「適切ではない精神科医」

とは、どのような精神科医なのでしょうか。

先に結論をいってしまえば、最終的にはあなたとの相性の問題です。でも、それで終わってしまっては、あなたにとって何の参考にもならないですよね。

そこで、私の独断と偏見で、「**これはダメでしょ！**」という精神科医と、「**これはいいね！**」という精神科医の特徴をそれぞれ以下に列挙してみます。

## こんな精神科医は避けましょう

まず、自傷したことを叱責する精神科医はダメですね。このタイプの亜型として、「もう自傷しないように」などと約束を強要したり、「今度、自傷したら入院だよ（あるいは、「もう診てあげないよ」）」などと脅迫したりするというパターンもあります。自傷する生き方からの回復に必要なのは、世界に一ヵ所でもいいから、あなたが安心して、「切りたい」とか「切ってしまった」と正直にいえる場所、そして、正直にいってもあなたが何の不利益も被らない場所です。医療機関はそういう場所でなければいけないと思います。

次に、頑固で思い込みが激しい精神科医です。自説を曲げず、あなたが勇気を出して自分の考えを主張しても、頭ごなしに否定して、まったく聞き入れる態度がない、ちょっとオラオラなタイプです（もちろん、だからといって、あなたの「いいなり」になる精神科医がよいといっているわけではないですよ）。これだとあなたにとって診察の場が、そのまま「否定される関係性」、「支配される関係性」、「本当のことをいえない関係性」になってしまい、あなたは診察のたびに自傷したくなるでしょう。

依存性の強い薬をためらいなく処方する精神科医にも注意が必要です。たとえば、睡眠薬のハルシオンやサイレース（ロヒプノール）、あるいはマイスリー、それから、抗不安薬のデパスやエリミンは、多くの薬物依存症患者さんが好むという理由から、できれば処方したくない薬剤です。もちろん、実際にはこれらの薬剤を処方せざるを得ない局面もありますが、その際に何のためらいもなく、また、患者さんに対する注意や警告もなく、これらの薬剤を処方する精神科医は心配です。そのような精神科医は、あなたが何かを訴えるたびに漫然と薬を増やしていくような気がします。それから、ベゲタミン（複数成分からなる合剤の睡眠薬です）やラボナ（依存性の強い危険な睡眠薬です）を処方する精神科医は、問答無用で「ダメ医者」です。

診察中ずっとパソコンの画面とにらめっこしていて、あなたの顔を一瞥もしない精神科医もやめた方がいいでしょう。たぶんこれは私がいうまでもなく、あなたの方から願い下げでしょうね。そのような態度では、そもそもの最初から、あなたとの信頼関係を築こうという意欲がまるでないと判断せざるをえません。

最後に、有名な精神科医、あるいは、本を書いている精神科医（あ、私もそうですね）も避けた方がよいでしょう。その理由は、「本を書いている精神科医の多くは実は藪医者だから」ではありません（ま、実はそういう人もいますが……）。

そうではなくて、どうやら「本を書いている」ってことがちょっとした権威になってしまい、患者さんがいいたいことをいいにくい雰囲気を醸すようなのです。また、本を読んで勝手にものすごい名医を想像するなど、患者さんの側が極端な理想化をしている場合もあります。そうした場合、ちょっとしたやりとりの行き違いで幻滅した感覚を抱いてしまいやすいみたいです。

考えてみれば、私自身の経験でも、「松本先生の本を読んで、ぜひ診てもらいたいと思いまして」という患者さんの治療がうまくいった試しはありません。

## こんな精神科医は「買い」です

今度は反対に、「これはいいね！」という精神科医の特徴を列挙しましょう。

まず、あなたの言い分を聞いてくれる精神科医がよいと思います。もちろん、この「あなたの言い分を聞くこと」は、あなたの要求を飲む、あるいは、あなたのいいなりになることとは、次元の異なる話です。とにかく、まずは話を聞く、あなたの言い分に耳を傾けるということです。また、自傷や他の問題行動についても、ただちに善悪を決めつけるのではなく、その行動をした背景や理由に関心を持つ精神科医である必要があります。

それから、仲間が多い精神科医がよいでしょう。もちろん、例外はありますが、医師一人だけで診療している精神科医よりも、臨床心理士や精神保健福祉士と協力して診療にあたっている精神科医の方がよいと思います。また、地域の同業者や保健所の保健師さんにも知り合いが多く、学会や研究会にもまめに参加し、いろいろなネットワークを持っている精神科医もいいですね。精神科医にかぎらず、一般に援助者は、孤立していると、援助が迷走しがちですから。

精神科医の年齢としては、医者歴7年から25年くらいのあいだ、つまり、30代半ばから50歳くらいまでの年代がよいという気がします。例外はたくさんありますが、若すぎるとやっぱり経験不足ですし、経験不足による余裕のなさから、患者さんに意固地な態度をとってしまったりするものです。しかしその一方で、超ベテラン精神科医の場合は体力とか熱意とかの点が気になります。また、いざ治療が軌道に乗ると、途中中断があったりするものの、最終的には自傷患者さんとは意外に長いつきあいとなるので、あまりに高齢の精神科医だと、正直、先のことが心配です。ちなみに、私自身の経験をふりかえると、医者になって7年目から15年目くらいまでが一番熱意をもって多数の自傷患者さんの治療を担当できていた気がします。

最後に、医師の多忙さの程度にも触れておきましょう。

あなたが自分の主治医として選ぶならば、外来日一日で診察する患者さんの数が30~40人くらいの精神科医がよいと思います。私の経験では、一日に診察する患者さんの数が50人を超えると、明らかに診療内容は低下し、ミスや見落としが増える気がします。

しかしその一方で、一日の患者数が20人を下回っている精神科医もよくない気がします。自分の主治医の受け持ち患者が少ないと、患者さんの側で医師に対する期待感を膨らませすぎてしまい、医師に対する不健康な依存——たとえば、「しがみつきの関係性」のようなもの——が生じやすくなる気がします。また、医師の側も、暇に飽かせて不必要に「入れ込んだ」治療をしてしまったり、つい力んで熱弁をふるったりして、患者さんを無用に混乱させてしまいます。

その意味では、患者さんは主治医に対して「適度な期待」と「適度なあきらめ」を持つこと、そして、主治医には治療に対して「適度な熱意」と「適度な多忙さ」が必要といえるかもしれません。

# あなたに合う精神科医の「探し方」

以上に述べた、「これはダメでしょ！」もしくは「これはいいね！」という、それぞれの精神科医の特徴を、あなたはどう感じましたか。

実は、私としてはそんなにむずかしい条件を提示したつもりはありません。率直にいって、「これはダメでしょ！」の項目に該当せず、「これはいいね！」の項目に該当する精神科医はそれほどめずらしい存在ではありません。それは、驚嘆すべき技術を持つ希有《けう》な名医ではなく、一定の常識と誠意を持つふつうの精神科医です。

問題は、上述した条件はむずかしい基準ではないものの、クリニックのホームページをいくら読んでもわからないという点です。直接、その精神科医に会ってみて、何度か診察を受けないことには、いや、場合によっては、一定期間は通院を続けてみないと、はたして条件をクリアしているかどうかわかりません。

そこで私が提案したいのは、**ドクターショッピング**です。といっても、同時並行していくつもの精神科クリニックに通えといっているのではありません。一つずつ、一定期間（最低、3

回の診察を受けましょう）通ったうえで、自分と相性のよい精神科医を見つけてほしいと思います。可能な限り、きちんと紹介状をもらって次のところに移る、あるいは、セカンドオピニオンをもらうために受診するという手続きもとってほしいと思います。

しかし、もしもあなたが、上述した「これはダメでしょ！」と「これはいいね！」の条件をクリアしている精神科医３人に出会いながらも、「自分に合う精神科医が一人もいない」と感じていたとするならば、問題はあなたの方にある可能性が高いです。

まず、あなたに理解しておいてほしいのは、自傷や自傷をせざるをえない生きづらさを、魔法のように治してくれる精神科医などいないということです。治療には長い時間がかかります。自傷の治療のゴールは、「自傷しなくなること」ではなく、多くの場合、自傷をコントロールできるようになってからの方が長いくらいなのです。というのも、自傷がコントロールできるようになる頃には、あなたが抱えている現実的な困難や心理的問題がはっきりと見えてきて、今度は、そちらの解決に時間を要するからです。自傷の根っこには、他人や自分に対する信頼が損なわれ、世界が安心できない場所になっているという感覚があります。その感覚から解放されるのには、どうしても時間が必要なのです。

もちろん、あなた自身にもやるべきことがあります。そのことは、これまで本書のなかでいろいろと提案させてもらったつもりです。それは自分の自傷を分析し、対処の方法を考え、現在の生活における細々したことに注意を払うという、実に地道な作業です。そして、最終的に「自傷をしなくても楽に生きることができる生活」を獲得することに成功した患者さんたちをふりかえってみると、それは精神科医をはじめとする専門職の援助者との関係ではなく、現実生活における私的な出会いがきっかけになっていることが多いように思います。

このように、「自傷をしなくても楽に生きることができる生活」を手に入れるまでの長い道のりのなかで、精神科の主治医の役割は主にあなたを見守っていくことです。そう、ちょうど**箱根駅伝の監督やコーチ**みたいな感じです。あなたが選手で、精神科の主治医はあなたの少し後ろから自動車に乗って声をかけている監督やコーチです。監督やコーチは、あなたのランニングフォームや息づかいを慎重に観察しながら、あなたを押しとどめたり、背中を押したりする指示を出します。でも、結局、走るのはあなたであって、監督やコーチはずっと自動車に乗ったままです。

ですから、ドクターショッピングはぜひやっていただきたいですが、同時に、適当なところで納得をすることが肝心です。大事なことは、威張っていなくて、冷静で、常識的で、地味で平凡な精神科医です。

## あなたに合う精神科医の「作り方」

もしもあなたが、威張っていなくて、冷静で、常識的で、地味で平凡な精神科医と出会えたなら、今度は、その精神科医をあなた流にカスタマイズしていきましょう。

カスタマイズなんていうと、精神科医たちからお叱りを受けそうですね。しかし、別にあなたにその先生の信念や治療観を変えさせろといっているのではないのです。あなたという人間の情報を、主治医の脳みそにインストールしていく必要がありますよね。私がいっているのはそのことです。

といっても、あなた自身に長大な自伝を執筆し、初診時にそれを担当の精神科医に渡して読ませろというわけではありません。毎回の5分から、長くてもせいぜい15分程度の再診（2回目以降の診察のこと）のなかで、あなたが最近の生活状況や困っていること、治療上の疑問、あるいは、自分について知っておいてほしいことなどを伝えるという作業を続けていくこと、それがあなたの情報を主治医の脳みそにインストールすることなのです。精神科医の立場からいわせていただくと、確かに一度にたくさんの話を聞くという作業はもちろん大切なのですが、定期的に少しずつ情報収集しながら、同時に患者さんの経時的変化も観察していくという作業から得られる情報は、非常に重要で、また治療上、高い価値があります。

ただ、ここで問題となるのは、自傷する患者さんの多くが、診察室に入ったとたんに頭が真っ白になってしまうことです。そして、これまで家庭や学校、あるいは職場でやってきたように、「**医者の手を煩わせないよい子ちゃん**」の仮面をかぶってしまいます。その結果、主治医の前でいう言葉は、ともすれば、「変わりないです。大丈夫です」という、何も話していないに等しい内容になってしまうわけです。

おそらくそうした患者さんの多くが、クリニックからの帰路、「しまった、また何も話せなかった」と後悔しているはずです。そして、そのような状況を何度も何度も繰り返しながら、不毛な通院を続けているうちに、「頭が真っ白になって診察室で何も話せない自分」に対する苛立ちが、次第に「話せない自分から話を引き出してくれない主治医」に対する苛立ちへと変化していきます。そのような状態になった患者さんたちがいう、あるお決まりのセリフがあります。それは、「あの先生は、全然、私の話を聞いてくれない」というものです。正直いって、主治医からすると、「え？　そっちが話さないだけじゃん」という感じです。

もちろん、主治医の側にもまったく問題がないとはいえないでしょう。自分でも気づかないうちに、「**忙しいんだよ、余計なことを話すな**」という雰囲気を出している気がします。

特に自傷患者さんの多くは、朝の早起きが苦手で、来院時刻はたいてい午後の遅い時間とか、夕方以降の時間です。実は、この時間帯、精神科医にとってはコンディションが最悪なのです。朝から外来診療をぶっ通してやっていて、それこそさまざまな患者さんの訴えをずっと聞いているわけです。ボクシングにたとえるならば、コーナーに追い詰められてパンチの連打を浴びながら最終ラウンドまで耐えたボクサーみたいな状態なのです。疲れはピークに達し、意識は朦朧としています。たいていは昼食抜きでやっているので、すごく空腹でもあります。

したがって、正直にいうと、患者さんの話に相づちを打ちながら、頭の片隅で「早くこの状況から解放されたい」という考えもわき起こっているのです。ですから、「忙しいんだよ、余計なことを話すな」というオーラはものすごいだろうと思います。

そこで、私から提案が二つあります。一つは、診察室に入ってから、話すべきことを思い起こすというのはやめ、事前に診察のときに話すべきことを**メモ**にまとめ、診察の際にそのメモを読み上げる、あるいは、主治医に手渡すようにしましょう、ということです。もう一つは、できれば受診は午後の遅い時間、特に夕方以降の時間帯は避けましょう、ということです。

このようにして確実に自分のことを精神科医に伝えていくことで、精神科医は少しずつ「あなた仕様」にカスタマイズされていき、あなたに合った助言をしてくれるようになります。そうすれば、あなたは精神科医の能力を十分に活用し、自分の人生をよりよくすることができるはずです。

# 精神科処方薬について

## 精神科処方薬とのつきあい方

### 1　自傷に対する薬物療法の功罪

最初に断言しておくと、現状では、自傷そのものに対して確実に有効な薬物療法はありません。しかし、それにもかかわらず、私自身は自傷患者さんに対して薬物療法を行うことが少なくありません。たとえば、合併するうつ病や双極性障害の治療のために抗うつ薬を処方することがあります。また、少量の抗精神病薬もしくは気分安定化薬を処方して、感情の揺れ幅を小さくし、それによってストレスにさらされたときに自傷で対処しようとしたり、解離しそうになったりする頻度を減らすことを期待する場合があります。もちろん、こうした治療がすべてのケースで効果的とはいえませんが、確かに有効なケースもあり、治療の流れをよい方向へと導いてくれることはあります。

その一方で、薬物療法を行うことで、自傷患者さんの状態が悪化することもあります。ある種の抗不安薬や睡眠薬は衝動性を高めたり、いっそう解離しやすい意識状態を引き起こしたりして、自傷を悪化させることがあります。また、患者さんの体質によっては、ある種の抗うつ薬によってかえってイライラしやすくなり、自傷が悪化することもあります。

何よりも、困難な現実を根本的に解決するのではなく、その現実から引き起こされたつらい感情を「薬」によってやわらげるという、自傷と同じサバイバル術を学んでしまうことは、後々、困った事態を引き起こす可能性があります。実際、患者さんのなかには、薬物療法を受けるようになったのがきっかけで処方薬の依存症に罹患してしまったり、過量服薬を繰り返したりするようになる人がいます。

要するに、薬物療法は自傷患者さんに役立つこともあれば、かえって回復の足を引っ張ることもあるわけです。したがって、私たち精神科医は、それぞれの患者さんごとに薬物療法のメリットとデメリットを慎重に天秤にかけ、極力、弊害の少ない安全な処方を心がける必要があります。

## 2 「薬」に対する態度と信頼することの障害

自傷患者さんを見ていると、精神科薬物療法に対する態度は見事に両極端に分かれる気がしています。つまり、両極端の一方は、頑《かたく》なに薬を拒むタイプです。自傷の本質は、「つらいときに人に助けを求めず、自分でつらい感情をやわらげる」という点にありますが、その「誰かに助けを求める・頼るのをよしとしない」という心性の延長で、その対象が人間であれ、薬という「モノ」であれ、とにかく「何かに頼るのはダメ」と思い込んでいるように感じられます。

もう一方は、何かにつけて薬を飲むことで困難の解決をはかろうとするタイプです。そこには、「人に助けを求めても無駄だ、人は必ず私を裏切る」という強い人間不信がある一方で、「しかし薬は決して私を裏切らない」という思い込みがあるように感じられます。いいかえれば、このタイプの自傷患者さんは、自分が体験する苦痛を「**ヒト**＝人とのつながり」のなかで解消しようとせずに、リストカットのような「行為＝**コト**」や薬のような「**モノ**」といった、自分でコントロールできるものを用いて解決しようとする傾向があります。

両者の「薬」に対する態度はまったく正反対のように見えますね。しかし実際には、薬という薬を頑なに拒んでいた人が、あるときを境に、やたらと薬を飲みたがるタイプに激変してしまうことも、臨床場面ではときどき見られる現象です。その意味では、この二つの態度はコインの表裏のような関係なのかもしれません。そして、この両者に共通しているのは、ともに人に対する不信感、誰かに自分の身を委ね、任せることができないという特徴、つまり、人を**信頼することの障害**といえます。

このことは、自傷患者さんが自分の状態に必要な薬物療法を受け入れると同時に、薬物乱用・依存や過量服薬をしないように、安全な薬物療法は、何よりもまず、薬を処方する精神科医との信頼関係が前提となることを意味しています。

## 3　薬とのつきあい方

以上のことを踏まえて、あなたが精神科の処方薬と適切につきあうための注意点を伝えておきたいと思います。

繰り返しになりますが、自傷に対する薬物療法において最も重要なのは、主治医との信頼関係です。たとえば、主治医が処方した治療薬を、自分勝手な判断で量を増やしたり、服用回数を増やしたりすることは、どう考えても主治医を信頼していない行動です。

極端な意見と思われるかもしれませんが、私は、主治医が信頼できないなら、その主治医が処方した治療薬は服用すべきではないと思います。そうすれば、自傷がよくならないにしても、少なくとも処方薬の影響で自傷が悪化したり、処方薬の乱用・依存や過量服薬を呈したりすることはないはずです。あなただって、信頼できない医者のせいで自傷がこじれてしまうなんて、ごめんですよね。

繰り返しますが、自傷のコントロールに関しては、「これを飲めば確実に自傷しないですむ」などという薬はありません。そもそも、もしもある薬を1錠飲んだだけで、突如として元気が出たり、つらい感情が霧散したり、あるいは、気を失うようにして眠りに落ちたりするなどという薬があったとしたら、それは絶対にヤバい薬です。

したがって、服用してもなかなか不安が治まらなかったり、眠りにつけなかったりすることは十分にありえます。そんなときにも、主治医の指示を仰がずに自分の勝手な判断で追加服用するなどということはしないでください。大事なことは、次回の診察のときにそのような状況を主治医に報告したうえで、今後の薬物療法の方向性について話し合うことです。

## 処方薬の管理

精神科に通院する患者さんのなかには、主治医をきちんと信頼していても、処方された治療薬をなかなか医師の指示通りに服用できない人もいます。

あなたは、いつもつらい感情に支配されていたり、身近な人から非難や叱責、ダメ出しばかりされていたり、あるいは、トラウマ記憶のフラッシュバックに襲われていたりして、まるでジェットコースターのような感情の波に翻弄されていませんか。

もしもあなたがそうならば、たとえ主治医のことを信頼していても、処方薬を乱用したり、過量服薬したりしてしまう危険性があります。そのような予期せぬ激しい感情の波に襲われると、あなたは、自分の感情を鎮め、手なずけ、コントロールするのに役立つものならば、それが自傷であろうと、食べ吐きであろうと、処方薬の過量服薬であろうと、何でもしてしまうでしょう。

それは決してあなたが甘えているからでも、わがままだからでもありません。性格が衝動的だからでもないと思います。それくらいあなたに襲いかかる感情の波が強烈であり、同時に、あなたが、それに対抗できるだけの強力な置換スキルを持ち合わせていないからなのです。

もちろん、そうした局面では、さまざまな置換スキルをやっていただく必要がありますし、いざというときのために日頃から置換スキルの練習をしておくことが大切です。しかし、それでも最終的に自傷してしまったり、過食やその後に嘔吐をしてしまったりするかもしれません。それはそれで仕方のないことだと思いますし、やったからといって別に取り返しのつかない失敗ではありません。

ただ、そうはいっても過量服薬は危険です。過量服薬により酩酊すると、自分で自分をコントロールしにくくなり、自分の意図とは反する行動をしてしまいやすく、後で自己嫌悪に駆られたり、大切な人の気持ちを傷つけてしまうことがあるからです。

もしもあなたが予期せぬ強烈な感情の波に対処する自信がないのであれば、家族や同棲する恋人といった、同居している身近な人に処方薬を預け、管理してもらいましょう。そうすれば、どんな状況でも少なくとも過量服薬はできません。もちろん、そうなると、あなたは感情の波をコントロールできず、苦しい思いをするのでしょうが、それでも、過量服薬する方がはるかに危険なのです。

処方薬を管理してくれる人がいない場合には、主治医に相談して週に複数回受診し、処方薬を3〜4日分ずつ出してもらうようにしたり、デイケアや作業所に通所している場合には、そこのスタッフに管理してもらったりするのがよいでしょう。

なお、主治医との話し合いで処方を変更した場合には、変更前の処方薬が余ることがありますが、そのような薬はただちにすべて廃棄してください。

## 処方薬依存に陥った場合には

もしもあなたが処方薬を常習的に主治医の指示した量よりも多く服用するようになったならば、処方薬依存に陥っている可能性があります。

処方薬依存の徴候を以下に列挙しておきましょう。

・外出したり、人と会うときの緊張感をやわらげるために睡眠薬を日中に服用したり、食後の処方薬を勝手に2回分以上まとめて服用する。

・処方薬の飲みすぎで転倒したり、記憶が飛んでしまったり、自動車事故を起こしたりしているのに、それでも処方薬を多く飲み続ける。

・たとえば2週間分処方された薬を1週間で飲みきってしまい、予定よりも1週間早く受診し、主治医に再度2週間分の処方をするよう要求する。

・処方薬をまるで「FRISK」のように、錠数も確認しないまま、一気に口の中に放り込む。

・主治医が希望する量の睡眠薬や抗不安薬を処方してくれないときに、執拗に粘って処方を懇願したり、脅迫したり恫喝したりするなど、死に物狂いになる。

・処方薬を多く入手するために、主治医に黙って複数の医療機関から薬を処方してもらったり、インターネットのあやしいサイトから不正に購入したり、処方せんを偽造したりする。

・薬の服用をやめたり、たまたま薬が入手できずに薬の服用ができないとき、けいれん発作を起こしたり、気を失ったりする。

これらのうちどれか一つでも該当したら、あなたは処方薬依存の可能性がきわめて高いでしょう。この場合には、薬物依存専門病院や、ダルク（DARC: Drug Addiction Rehabilitation Center 薬物依存症になった人たちが共同生活しながら、回復のためのプログラムを受ける施設。その施設のスタッフ自身、薬物依存症からの回復者である）などの民間薬物依存リハビリ施設での治療が必要ですから、主治医に今後の治療について相談してみてください。

もしも主治医が薬物依存専門病院に関する情報を持っていなかったり、あるいは――まさかそれはないと信じたいですが――あなたが薬物依存であることを認めようとしなかったりした場合には、各都道府県・政令指定都市に少なくとも1ヵ所は設置されている**精神保健福祉センター**（自治体によっては、「こころの健康センター」とか「こころの健康相談センター」などの名称となっていることもあります）に電話をして、専門病院やリハビリ施設に関する情報を提供してもらいましょう。

ちなみに、「主治医が指示した通りに睡眠薬や抗不安薬を服用しているが、なかなか処方薬が減らせない、やめられない。自分は薬物依存ではないか」と訴えて、薬物依存専門病院を訪れる患者さんがいますが、こうした状態は狭義の薬物依存ではありません。薬物依存に対する専門治療ではなく、現在の主治医に相談し、処方薬の調整を検討してもらうのがよいでしょう。

こうした、「処方薬をやめられない、減らせない」背景には、二つの原因があります。一つは、処方薬を服用する原因となった精神疾患の症状がまだ持続している場合です。この場合には、主治医の指示に従ってください。

もう一つは、**「常用量依存」**といわれる病態です。これは睡眠薬や抗不安薬を服用している人に見られる現象で、決して薬物使用量が増えているわけではなく、また、薬物を大量に入手するために死に物狂いの努力をすることもありませんが、脳が睡眠薬や抗不安薬に慣れてしまい、もともとの精神疾患の症状はなくなったのに、薬を減らせない、やめられないという状態です。ときどきこの病態を薬物依存そのものと誤解している人がいますが、それはまちがいです。この状態は、薬物に対する「渇望を欠いている」という点で、狭義の薬物依存とは異なる病態と考えるべきです。

とはいえ、確かに漫然と睡眠薬や抗不安薬を長期にわたって服用しているのは好ましくありませんし、すでに述べたようにある種の処方薬は自傷を悪化させたり、自殺のリスクを高めたりします。長期の服用が気になるようであれば、やはり率直に主治医に相談することをお勧めします。

## 過量服薬してしまった場合には

何度も繰り返しているように、私は、過量服薬は自傷よりも危険と考えています。たとえ死ぬためではなく、「眠るため」とか「嫌なことを忘れるため」であっても、過量服薬はできるだけ避ける必要があります。

とはいえ、いくらあなたが「過量服薬はしない」と誓っていても、予期せぬ強烈なつらい感情に襲われた際には、衝動的に過量服薬をしてしまうかもしれません。

もしもあなたが過量服薬をしてしまったならば、その量の多寡にかかわらず、救急病院で医学的処置を受けてほしいと思います。急いで家族や恋人、友人、あるいは、通院先の精神科医療機関に電話をしてください。モタモタしていると眠気が襲ってきて電話できなくなります。それから、救急車も呼んでもらいましょう。もしも誰も連絡がつかなければ、自分で救急車を呼んで、救急病院を受診してください。

なかには、「今回はそんなに大量ではないから、病院に行く必要はない」と感じる場合もあるでしょうが、すでに述べたように、過量服薬は薬物の血中濃度が致死量に達してなくとも死に至ることがあります。ですから、「これくらいならば大丈夫」などとタカをくくらずに、救急病院で医学的処置を受けてほしいのです。

もしかするとあなたは、「死ねるならば本望」と考えるかもしれませんし、周囲をこれ以上巻き込みたくないという理由から、「今度は絶対に助かりたくない」と思うかもしれません。しかし、過量服薬は、死ぬ危険を伴う行為ではあるものの、それ以上に、寝たきりや植物状態という、「自由に死ぬことさえままならない」状態になる危険性の高い行為です。どうかそのことを忘れないでください。

それに、そもそもあなたは、「生きるため」という前向きな気持ちから自傷したのではないでしょうか。だったら、ここは何とか生き延びてほしいと思います。

## 入院治療について

精神科における自傷の治療は、原則として外来通院によって行われます。しかし、一時的に入院治療が行われることもあります。患者さんが危機に瀕した際には、数日から1ヵ月程度の入院治療を行うことはあります。

たとえば、生きるための自傷を繰り返すなかで、「死にたい気持ち」が強くなってしまい、自殺予防のために患者さんの安全を確保する必要があるとき、あるいは、現在の居住環境ではあまりにもストレスが多すぎて療養に適さないとき、合併するうつ病や解離性障害、摂食障害などの状態が悪化したときなどです。

もちろん、「生きるため」の自傷そのものをコントロールするために入院治療を行うこともありますが、原則として、そのような入院治療は、本人が希望する場合に限られます。本人の意向に逆らって強制的に入院させ、物理的に自傷ができない環境に置くことは、かえって事態をこじらせます。刃物などの自傷に用いる道具を管理されても、人間には爪や歯といった「自傷道具」があります。入院させたところで、今度はこのような生まれつき持っている「武器」での自傷が悪化するかもしれません。また、むりやり入院させられたことで、ますます人が信用できなくなり、自傷する人の最も本質的な問題である、「つらいときに人に相談せずに、自分で心の痛みをやわらげてしまう」傾向がいっそう強くなり、退院後に自傷が悪化する場合もあります。

ただ、入院前は自分でも頭が混乱していて、考えるゆとりがなかった生活環境を調整する時間を得るために、入院という安全な環境が貴重な場合もあります。特に、病院のソーシャルワーカーの助言を受けながら、これまで知らなかったさまざまな福祉サービスに関する知識を得たり、必要なサービスの利用を申請したりすることは、退院後のあなたの生活を楽にする可能性があります。

## 医療機関以外に相談できる場所は？

以前に比べると、近年では精神科受診に対する偏見は少なくなりましたし、街中のあちこちに精神科クリニックができています。

しかし、精神科医療機関だけでの支援には限界があります。医療機関で扱う問題はしばしば精神医学的症状にかぎられ、生活していく際の種々の「生きづらさ」にまでは手が届かないことが少なくありません。また、すでに触れたように、自傷を繰り返す生き方からの回復には、さまざまな機関の、さまざまな職種の援助者が複数いることが役立ちます。たくさんのサポーターがいれば、それだけ「自傷したい」という衝動に襲われたときに話を聞いてもらう相手が増えることになります。つまり、前に述べた**置換スキルの引き出し**が多くなるわけです。これから自傷をコントロールするという目標達成には、大きな武器となります。

大きな会社に勤めている人であれば、企業の健康管理室の産業医やカウンセラー、看護師を利用できるでしょう。また、中学生・高校生であれば、保健室の先生やスクールカウンセラー、大学生であれば大学の保健管理センターや学生相談室が利用できます。しかし問題は、誰もが大きな会社に勤めているわけではないですし、会社を辞めることだってあります。学校だっていつか卒業しますし、そもそも長いこと学校に行っていなかったり、学校をやめてしまったりする人もいます。そうなった場合、いま述べた社会資源は利用できなくなります。

そこで大事になってくるのが地域の社会資源です。地域には、**地域若者サポートステーション**や**地域活動支援センター**のように臨床心理士や精神保健福祉士といった専門職が相談に乗ってくれ、日中の居場所ともなる施設がありますし、**障害者就業・生活支援センター**のように仕事に関する相談に乗ってくれるところもあります。また、一人暮らしで、処方薬の自己管理に不安のある人は**訪問看護ステーション**を利用するという手もあるでしょう。

もちろん、これらの相談機関の業務内容や体制には地域差があり、ここで一概に述べることはできません。地域ごとのこうした社会資源に関する情報については、ぜひお近くの**保健センター**（各市町村にあります）や**保健所**（各都道府県・政令指定都市・中核市にあります）、あるいは、**精神保健福祉センター**（各都道府県・政令指定都市にあります）に尋ねてみてください。

これらの機関には、地域のさまざまな社会資源に関する情報が集約されています。したがって、あなたのニーズに応じて具体的な助言をしてくれますし、利用できる福祉サービスに関する情報も提供してくれるはずです。たとえば、もしもあなたが主婦で子育ての問題、あるいは配偶者からの暴力、配偶者のアルコールやギャンブル問題に悩んでいるのならば、こうした問題を扱っている役所の担当者を紹介してくれるでしょう。もしかするとそのなかで、あなたを苦しめる「否定される関係性」、「支配される関係性」、「本当のことをいえない関係性」の解決策が見えてくる可能性もあります。もちろん、保健センターや保健所には保健師がおり、個別に相談に乗ってくれたりもします。いずれの場合も、公的機関の行政サービスなので、相談にあたっての費用はいっさいかかりません。

ぜひ精神科医療機関以外にもさまざまな相談機関を活用してください。そうすれば、あなたは「自分のためのサポートチーム」を手に入れることができるでしょう。また、臨床心理士、精神保健福祉士、保健師、看護師、行政担当者といった、さまざまな領域の専門職にかかわってもらうことで、自傷をコントロールするだけではなく、**「自傷せざるをえない過酷な現実」**の解決にも光が見えてくると信じています。

第12章

# 自分を傷つける生き方から回復するためのヒント

## 本書のアイデアを「イイトコ取り」しましょう

本書の第II部では、あなたが自傷をコントロールできるようになるうえで役立つ知識を提供してきました。その知識とは、国内外のさまざまな研究知見や私自身の研究成果といった、いわゆるエビデンスだけではありません。思いきっていままであまり本や論文に書いたことがないこと——たとえば、学術的な根拠はないのだけれど、これまでの臨床経験を通じて痛感し、実際に診療場面で私が患者さんたちに伝えてきたこと——も盛り込んでみました。ですから、私のひとりよがりな思い込みも少なからず含まれているだろうと思いますし、なかには、あなたの主治医がいっていることと矛盾することもあるかもしれません。

ここであなたにお願いがあります。まちがってもこの本に書かれたことすべてを無理して実践しないでほしいのです。大事なことは、**「イイトコ取り」**です。すでにあなたが信じ、実践していることと矛盾しないこと、そして、あなた自身が「これならばできる」、「これは納得できる」といったことだけをやればよいのです。

## 相談機関やプライベートな関係性も「イイトコ取り」しましょう

いま述べた「イイトコ取り」は、自分を傷つける生き方から回復するために用いる相談機関やプライベートな関係性もそうです。自分にとって心地のよいもの、自分にとって楽なもの、不快でないものを取り入れ、そうでないものは捨てていけばよいと思います。そして、そのようにして捨てられる関係性のなかには、当然、否定される関係性や支配される関係性が入るでしょう。もちろん、「本当のことをいえない関係性」や「しがみつきの関係性」については、一応は改善の努力をしてみる価値はありますが、それでも、最終的に関係性を変えることがむずかしく、あなたにとって少しでも居心地が悪いと感じれば、やはり捨てることを考えるべきなのでしょう。

これまで私が治療を担当してきた自傷する患者さんたちのなかで、自分を傷つける生き方から回復した人たちを思い起こしてみると、いずれの人もこの「イイトコ取り」が上手でした。主治医を決めたり、地域のさまざまな相談機関を利用したりするときはもちろんのこと、家族や恋人、友人との関係においても、自分が不快に感じるもの、つまり、「心の居心地」や「心の肌触り」が悪いものがあれば、積極的に捨てていました。

なるほど、恋人や友人ならばともかく、家族の場合には「捨てる」という表現は適切ではないかもしれません。それでも、たとえ生活保護を利用してでも家族から物理的に離れることにより、心理的に距離を置くことは可能です。

こうしたことは、**わがままとか選り好みとは異なる**ものです。あくまで自分を支える環境の整備なのです。自傷にしても、そして、摂食障害や物質乱用・依存にしても、自分を傷つける行動の背景には、ほぼ必ず何らかの「心の居心地」の悪さがあります。そもそも、自分を否定され、支配され続ける状況のなかで、自分を大切にしたり、自分を好きになったりすること自体、不可能な話だとは思いませんか。

## 助けを求め、相談しましょう

「イイトコ取り」を勧めておいて少し矛盾しているみたいなことをいいますが、しかし、それでもなお私があなたにお願いしたいのは、何とか人に助けを求めたり、相談したりするという行動をやめないでほしいということです。なぜなら自傷の本質は、自傷という行為そのものではなく、「人に助けを求めたり、相談したりしても無駄だ。人はあてにならないし、必ず私を裏切る。でも、自傷は決して私を裏切らない」という考え方にあります。この考えだけはぜひとも変えてほしいのです。自傷を手放すことはさておき、まずはその考えとは異なる行動に挑戦してほしいのです。

もちろん、すべての援助者があなたにとって、「心の居心地がよい」とか「心の肌触りがよい」とはかぎらないでしょう。確かに精神科医や臨床心理士、精神保健福祉士、保健師、看護師などの専門職のいずれについても、やはり合う／合わないはあるでしょう。しかし、それでもまあ、それぞれの職種について3人に1人くらいは信じるに足る人がいるものです。

あるいは、あなたはこういうかもしれません。「人に相談したって私の生きづらさを解決するための答えは得られない」と。確かにそうです。答えはすぐに得られないですし、そもそも、答えなんてものがあるのかどうかさえわかりません。

しかし、私なりにさまざまな患者さんの治療にたずさわってきたなかで、ひとつ確信していることがあります。それは、「**人生において最も悲惨なのは、ひどい目に遭うことではなくて、一人で苦しむことだ**」というものです。一人で苦しんでいると、思考は閉鎖回路のなかを無意味に堂々めぐりし、いつしか、社会には悪意が満ちていて、世界全体が自分の敵のように感じられてきます。これでは、生きづらさを解決するよい答えがあっても、それに気づくことができません。

## できるだけたくさんの援助者や相談機関とつながりましょう

それから、できるだけたくさんの援助者（サポーター）や相談機関とつながりましょう。

精神科治療を受けるなかで処方薬の乱用・依存に陥る人の多くは、家族や友人関係のなかで孤立し、精神科医にすら心を閉ざし、「**処方薬以外にサポーターや援助者がいない人**」です。依存する先が一つしかないと、もしもそれを失ったら他に何も頼るべきものがなくなるわけです。その不安が病的なしがみつきを生み出し、人を処方薬の乱用・依存に陥らせます。

処方薬だけではありません。一人の援助者だけを頼りにしていると、やはりしがみつきが生じます。その結果、あなたはその「援助者の乱用・援助者への依存」を呈し、その援助者は疲弊してしまうでしょう。そして、援助者が疲弊すればするほど、あなたのなかでその援助者を失う不安は大きくなります。これは、対人援助の現場ではしばしば問題となる現象であり、いささか皮肉ないい方をすれば、援助を受けることの弊害ともいえます。

しかし、あなたがつながり、頼る援助者や相談機関が複数になれば、あなたの援助者に対する期待は複数の援助者に分散され、援助者側の疲弊も避けられます。当然、あなたの不安も減じるでしょう。また、万一、援助者が転勤したり、退職したりしても、必ずスペアが約束されていることとなり、あなたがふたたび一人ぼっちになることはありません。さらに、精神科治療を受けていても、処方薬の乱用・依存に陥るリスクを最小限まで抑えることができるでしょう。

## 援助者や相談機関と継続的につながりましょう

複数の援助者や相談機関とつながったら、少し腰を据えて長くつながり続けましょう。

実は、自傷そのものの治療はそれほどむずかしいものではありません。私の臨床経験を振り返ってみると、頻繁な自傷がなされているのは、たいていの場合、治療開始から1〜2年くらいのあいだ、長くても2〜3年くらいです。もちろん、しばらく自傷がとまっていたものの、新たにストレスに遭遇してぶり返したり、あるいは、物質乱用・依存や摂食障害などに問題が移行したりすることがないわけではありません。しかし、自傷だけにかぎっていえば、特殊な治療法を使わなくても、「箱根駅伝の監督やコーチ」のような気持ちでかかわり続けていれば治まっていきます。

しかし、治療やかかわりはそこからが長いのです。実際、私の経験でも、自傷患者さんの治療は、自傷を手放してからの方がはるかに長いという印象があります。考えてみればあたりまえの話です。これまではつらい出来事やつらい感情に直面した場合には、いわば「自傷という鎮痛薬」を使って目をそらしてきたわけですが、今度は、それをせずにつらい出来事やつらい感情と向き合っているわけですから。

もちろん、向き合うことができるのはサポーターや、さまざまな相談機関の援助者の応援があればこそといえます。ですから、この「自分と向き合う」という骨の折れる作業を見守ってもらうためにも、援助者や相談機関とは長くつながっていてほしいのです。

そして、不思議なことですが、複数の援助者や相談機関と継続的につながっているうちに、あなたはさまざまな人たちと出会うでしょう。人と会い続けていると、「出会いづく」のか、不思議と治療や援助とは別の場所でも、あなたの日常のリアルな生活のなかで、新たな人との出会いに恵まれるようになります。そのなかで、恋人や友人といったサポーターも増え、あなたの人生の流れが少しずつ変化していく……と、そんな気がします。おそらくあなたが生きやすくなるのは、そういう時期からです。

## 残された傷跡をどうするか

あなたは、多少の紆余曲折を経ながらも、さまざまな援助者や相談機関の助けを借りながら、自傷をコントロールできるようになり、最終的に自傷を手放していくことでしょう。もしかすると、「いまはとてもそんな自分を想像できない」と感じるかもしれませんが、生きてさえいれば、援助者や相談機関とつながり続けていれば、必ずそのような日はやってきます。

もしも自傷がとまった後も、「自傷したい気持ち」を中心に自傷日誌を丁寧につけ続けていれば、一年も経った頃には、それはもはや単なる自傷日誌ではなく、一種の自己分析の場、いわば「自分研究」の場となっているでしょう。自傷日誌の余白や裏面には、誰から頼まれたわけでもないのに、かつては自傷することで「蓋」をしてきた自分の考えや感情を書き込むようになります。そうした思索の蓄積は、あなたの内面に深みと奥行きを与えていることでしょう。要するに、あなたはただ自傷をやめただけではなく、人間として成長したわけです。

そのようにして一定期間、自傷をやめ続けている人が、あるとき、突然、「腕の傷跡を消したい。よい形成外科医を紹介してもらえないか」と相談を持ちかけてくることがあります。もちろん、このこと自体はよい兆候ではあります。なにしろ、この発言は、かつて「自傷さえあれば誰の助けもいらない」、「自分の身体なのだからかまわない」といっていた人が、いまやその自傷肯定的な価値観を手放したことを意味しているわけですから。

しかし、自傷の傷跡を消したいという彼らの要望に対して、いつも私は、「うーむ……」と煮えきらない態度をとってしまいます。「できればやめてほしい」、そんな気持ちも、正直、「ない」といったら嘘になります。

実は、私のなかでは、「傷跡を消したい」と考えはじめた患者さんは自傷を再発することが多いというジンクスがあります。不思議なことですが、これまでの臨床経験を振り返ると、このジンクスはかなりの確率で的中してきました。もしかすると、自分の苦悩の痕跡を消したいという思いの背景には、就労へのプレッシャー、あるいは新しい恋人や友人との出会いを焦る気持ちがあり、そうした焦りが彼らをふたたび自傷へと駆り立てる誘い水になっているのかもしれません。

でも、たぶんそれだけではないのだろうなという気もします。自傷患者さんはよくこういいます。

「傷跡を見ると安心する。でも、傷が治って消えてくると、また切りたくなる」

これは、まるで自傷の傷跡が何かの「お守り」であるかのような発言です。しかし、かつてある部族のあいだでは、呪術的な儀式においてわざと自らの身体を深く切り、その傷跡にできた瘢痕の模様（スカリフィケーション）を、「癒しと再生」を象徴する「お守り」として用いていたそうです。だとすれば、自傷する人の発言も、あながちまちがっているとはいえないような気がします。

そんなこともあり、私は自傷患者さんによくこういいます。

「傷跡には誇りを持とうよ」

前にも述べたように「新しい生々しい傷」は隠す必要があります。しかし、**「古い自傷の傷跡」には誇りを持ってほしい**と思います。もちろん、見せびらかす必要はないのですが、その傷跡が残っている自分を恥じる必要はありません。

確かに新たな友人や恋人ができたとき、あるいは、仕事に就くときに、その傷跡をどう説明しようか悩むでしょう。なかには、その傷跡のせいであなたに偏見を抱く人もいるかもしれません。でも、それは偏見を抱く方が無知なだけです。

私は、自傷患者さんの治療における最終目標は、自傷がとまることではなく、自分らしい生き方を手に入れることだと考えています。前にも述べたように、**自傷する人は、皮膚を切るのと同時に、つらい出来事の記憶やつらい感情の記憶を意識のなかで「切り離し」ています。**そして、「何も起こらなかった」、「何もつらくなかった」と自分の心に「目隠し」をする行為です。そうしたふるまいをやめて、これからは疾風《しっぷう》怒濤《どとう》の過去を踏まえたうえに、新しい「自分らしさ」を築きあげてほしいのです。

ですから、忘れないでください。その傷跡は戦士の傷跡、あなたなりに**「生きるか、死ぬか」の疾風怒濤を生き延びるための戦いの傷跡**です。そして、いま現在あなたが生きているということは、その戦いの勝者はまちがいなくあなたなのです。

# 周囲の人間にできること――「自分を傷つける人」のサポーターになるために

## 最低限お願いしたいこと

ここまで私は、自傷を繰り返している人、あるいは、過去に自傷した経験のある人を強く意識して、「あなた」と呼びかけながら文章を書き進めてきました。それは、自傷の当事者が新しい生き方を手に入れるのに役立つ知識を伝えたいという思いからでした。

しかし、当事者だけが考え方を変えても限界があります。

私の患者さんで、現在は新人看護師として働いている女性が、こんな話をしてくれました。

ここ数年、彼女は自分なりにがんばって自傷を我慢していました。というのも、職場ではいつも半袖の白衣で仕事をしているので、傷を隠すのが大変ですし、自分の仕事を考えてもやはり自傷をしていることが患者さんに知られるのはまずいだろうと考えたからです。

ところが、最近、彼女にはプライベートで大変ショックなことが起こりました。それで、うっかり腕に自傷をしてしまったのです。「しまった」と自傷した直後に我に返りましたが、後の祭りです。ただ、さいわいなことに傷は浅かったので、包帯などで傷を隠すこともしないまま仕事にでました。しかし、その傷跡が病棟の看護師長に見つかってしまったのです。

そのときの看護師長の言葉を聞いて、私は唖然としました。以下に、そのときの看護師長の発言を「　」内に、その発言に対する私の心のなかでのツッコミを（　）内に示します。

「あなたは、そんなことして、医療者として一体どういうつもりなの？」
（それがわかっているから、がんばって自傷を我慢していたのでは？）
「なぜ見えるところを切るの？　切るなら見えないところを切りなさいよ」
（どこを切ったかではなく、彼女が自傷したということを心配するのが先では？）
「ばかなことやってないで、あなたも大人になりなさい」
（はぁ？　大人でも自傷する人はたくさんいますよ！）

こんな人が医療者として患者さんのケアにかかわっているという事実、しかも、管理職として指導的な立場にいるという事実……考えただけでも恐ろしい話です。このような職場環境のなかで、彼女が自傷をしないでいくのにはさまざまな困難があるでしょう。

やはり周囲の理解が必要です。

そこで、本書の締めくくりとして、自傷する人の周囲にいて、その人のサポーターになってくれるかもしれない「あなた」に向けて書いてみようと思います。そう、テーマは、「自傷する人への対応で最低限お願いしたいこと」です。

## 「自傷をやめなさい」はやめてください

まず、あなたにお願いしたいのは、自傷する人に対して頭ごなしに「やめなさい」といわないでほしいということです。

すでに本書のなかで述べたように、自傷は、誰からの助けも得られない過酷な状況を生き延びるために、ただ一つ本人にできる対処法なのです。その対処手段をとりあげて、いきなり「やめなさい」と指示するのは、根性論を通り越して、理不尽な暴力ともいえます。また、習慣化した自傷というものは、もはや意志の力だけではコントロールできない状況にあることも忘れないでください。

一般に自傷する人は、誰かから「頭ごなしに」いわれたり、「決めつけられたりする」のが非常に苦手です。「憎悪している」といってもいいくらいです。これには、彼らの多くが、さまざまな虐待やいじめなどを通じて、理不尽に管理・支配されたり、自分の存在を否定されたりした体験を持っていることと関係があるのだろうと思います。そのような体験を生き延びた人は、周囲の人の管理的・支配的な発言に敏感です。

したがって、あくまでも対等な立場で、そして、本人が体験している苦悩に関心を抱いていることが伝わるような姿勢で、「何があったのか？」と静かに尋ねてほしいと思います。

## 「正直に話してくれてありがとう」

もしも自傷している人が自傷したことを告白したり、あるいは、あなたが傷に気づいて質問したのに応じて、正直に自傷したことを伝えたならば、「正直に話してくれてありがとう」と言葉をかけてあげてください。

自傷の本質は、「誰にも相談せず、誰にも助けを求めずに、感情的苦痛を緩和すること」にあり、原則として秘密の行為です。つまり、自傷を繰り返す人は援助希求能力が乏しい人であり、自傷経験のある人が将来における自殺死亡のリスクが非常に高いのは、自傷そのものが原因ではなく、つらいときに誰にも助けを求めないという行動パターンが原因です。その意味で、彼らが自傷のことを正直に告白してくれたということは、「自分を傷つける生き方」から一歩前に踏み出したことを意味し、それだけでも十分に賞賛に値することなのです。こうした小さな援助希求行動をこまめに支持・肯定していくことが、彼らを「自分を傷つける生き方」から脱出させるのに役立ちます。

## 自傷の肯定的な面を確認したうえで共感しましょう

自傷に対して恐れを抱いたり、眉をひそめたりするのは論外として、「自分を傷つけてはいけない」などと自分の価値観を押しつける発言は控えるべきです。

そもそも、人目につかないところで、自殺以外の意図から死なない程度に自分の身体を傷つけるという行為が、なぜいけないのでしょうか。自傷を繰り返す人のなかには、「自殺しないために切っている」とか、「人に暴力をふるってしまいそうになるのを抑えるために切っている」という人もいるのです。まさか自殺したり、人に暴力をふるったりすることよりも、死なない程度に自分の身体を傷つける方が悪いと考える人はいないはずです。

自傷してしまった人と、自傷の是非をめぐって「神学論争」することほど不毛なことはありません。特に「親からもらった身体を大切にしなくては」などという説教は禁忌といってよいでしょう。「その親が気に入らねえんだよ!」といわれれば、もはや反論の余地はなくなります。また、「あなたが切ると私の心が痛い」などと、相手に理不尽な罪悪感を抱かせる発言も好ましくありません。それは相手の問題を、サポーターの側の都合にすり替える発言になってしまいます。

さしあたって大切なのは、自傷の肯定的な側面に目を向けることです。どんな自傷にも肯定的な面は必ずあります。たとえば、つらい感情を誰の助けも借りずに緩和することがあげられます。もちろん、誰かに相談できれば一番よいわけですが、それが困難な場合、「生き延びるため」の自傷は最悪な選択とはいいきれません。ですから、「そうか、自傷するとつらい感情が治まるという効果があるんだね」と、ひとまずその肯定的な効果を承認してあげてください。そのうえで、「そうやってつらい毎日を生き延びてきたのか。それは大変だったね」とねぎらうことで、自傷ではなく、「困難を生き延びてきたこと」に肯定の力点があることを伝えればよいと思います。

## エスカレートに対する懸念を伝えましょう

しかし、自傷の肯定的な側面を支持した結果、本人に「自傷は悪いことじゃないとお墨付きをもらったから、これからもそれを続けてよいのだ」と誤解されるのは、いささか心外ではありますよね。そこで、やはり自傷し続けることに対する懸念は伝えたいところです。まずは相手の問題行動に共感し、そのうえで「あなたのことが心配」という懸念を伝えてみましょう。

自傷を続けることによる不利益は次のようなものがあります。それは、自傷が一時しのぎ的な対処であるがゆえに、根本的な問題は何も解決しないだけでなく、次第にその自己治療的効果が低下し、気づくと自傷ばかりがエスカレートしてしまう、という問題です。さらには、「身体の痛み」で「心の痛み」に蓋をすることを続けるなかで感情語が退化するとともに、「心の汚物バケツ」から名前のない感情があふれ出して、「消えたい」、「死にたい」という思いにとらわれる可能性もあります。また、周囲が自傷を「悪意ある行為」と誤解することで、自傷している人が学校や職場、あるいは家庭で孤立を深めてしまう心配もあるでしょう。

自傷で一時しのぎし続けることの危険性を伝えるときには、謙虚に伝えることが大切です。まちがっても、「あなたはきっとそうなるはずだ」と決めつけるようないい方にならないように注意してください。

次のような伝え方がよいでしょう。

「あなたは違うかもしれないけれど、私の経験では（あるいは、「一般的には」とか「専門医の話によれば」という言い回しでもいいと思います）、自傷という『身体の痛み』を用いた方法で『心の痛み』にむりやり蓋をしていると、だんだんと自傷の効き目が弱くなってしまって、どうしても自傷がエスカレートしてしまう傾向があるみたいなのよね。だから、そのうちにいくら切っても『心の痛み』が治まらなくなってくると、『消えたい』とか『いなくなりたい』って感じるようになったり、なかには、もっとはっきりと、『死んでしまいたい』と考えてしまうようになったりすることが多いらしいの。『あなたがそうなったら……』と思うと、とても心配だわ」

こうした懸念のメッセージは、ただちに治療に役立つわけではありませんが、後々、本人の主体的な治療意欲を引き出すための仕掛けとなります。

## "Respond medically, not emotionally"

自傷の傷に対して、驚いたり、怖がったり、怒ったり、叱責したり、拒絶的な態度をとったり、過度に同情したり、悲しげな顔をしたり、あるいは、わざとらしく見て見ぬふりをしたり……このような反応はすべてやめましょう。こうした周囲の反応はすべて自傷を強化して、逆に自傷をアピール的なものへとこじらせてしまいます。

最も強化が少ない適切な反応は、外科医のような態度です。具体的にいうと、まずは穏やかかつ冷静な態度で傷の観察をし、必要な手当てを粛々と、そして丁寧にこなしましょう。そしてその後で、「この人がこのように自らを傷つける背景にはどのような困難な問題があるのか」と、冷静に推測をめぐらせてみましょう。

こうした態度を要約した、次のような格言があります。

「Respond medically, not emotionally.（感情的に反応するな、医学的に反応せよ）」

もちろん、自傷の傷口のあまりのグロテスクさに目を覆いたくなることもあるでしょう。しかし、そのような傷に恐れをなして顔を背ければ、彼らはもはや何も話せなくなります。自傷する人にしてみれば、「自分の心の傷はこんなものではない」からです。こちらが思っている以上に、彼らは周囲の人のことを思いやっているものです。彼らは、「この人に自分の心の傷のことを話せば、あまりのストレスで私生活まで混乱してしまうかもしれない」と考えて、話すのをやめていたりするものなのです。

## サポーターも助けを求めてください

こんな話があります。

ある熱心な保健室の先生は、日中はもとより、夜間まで、自傷を繰り返す生徒の対応に追われて疲弊していました。夜間も対応に追われることになった理由は、その生徒に自分の携帯電話のメールアドレスを教えたからです。そのため、夜通し「切りたい」とか「死にたい」といったメールがひっきりなしに届く状況となってしまったのです。

その生徒は精神科に通院していましたが、「病院に行ってもあまり話を聞いてもらえない」という不満を持っており、仕方なくその先生がある程度の対応をすることにしたわけです。しかし、結局、夜中その生徒の対応をすることになり、翌朝は寝不足のままで学校に行くことになります。しかし、当の生徒はといえば、そんな夜の翌日は学校を休むわけです。気づいたときには、疲労困憊《こんぱい》の状態でした。

そんなときに、学校医からこんな助言がありました。

「あの生徒は境界性パーソナリティ障害だから、先生にはとても手に負えない。先生は完全に巻き込まれているから、距離をとりなさい。もうかかわってはダメだ」

この助言以後、その先生は、その生徒が保健室を訪れても努めてそっけなく対応し、携帯メールへの返信も控えるようになりました。しかし、その後まもなく、生徒は飛び降り自殺を企図してしまいました……。

この手の話はときおり耳にします。もちろん、一人で生徒の支援を抱え込んで、自分の携帯電話の番号やメールアドレスを教えたのは、後から考えれば適切なことではなかった気がします。というのも、最初のうちは親身になって対応することができても、途中でそれを続けるのが困難となった場合、結局、相手を失望させ、かえって傷つけることになりかねないからです。しかしだからといって、いつ、いかなる場合も、絶対に携帯電話の番号やメールアドレスを教えてはダメともいえません。夜中に電話やメールで訴えるのは大切な援助希求行動であり、そうしないと自殺を防止できない人も確かに存在するのです。

そのような場合、援助のあり方について気軽に話し合える仲間がいれば、何らかの助言を得て、一人で抱え込んで夜間も対応し続けるという方法をとらないでもよかったはずです。どうしても、夜間に電話やメールで対応せざるをえない場合も、仲間と分担することができたかもしれません。

それにしても、「巻き込まれているから、距離をとれ」とだけ助言する専門家がときどきいますが、これほど無責任で不親切な助言もありません。

メンタルヘルス問題の専門職ならばいざ知らず、善意から自傷する人のサポーターとなり、しかしいくらかかわってもよい結果が得られずに精神的に疲弊した人が、その言葉をどう理解するのか、よく考えてからいうべきでしょう。

おそらくたいていは、先ほど例にあげた保健室の先生のように、「距離をとれ」という言葉を、文字通り「相手と物理的に距離をとる」という意味に解し、本人にそっけなくしたり、冷淡に接したりすることとなるのではないでしょうか。そうなれば、その人は自分をこの世とつなぎとめる最後の命綱を失い、最悪な事態を招いてしまいかねません。

この「距離をとれ」という助言の真の意味は、「相手の援助に没入するあまり、自分や相手の置かれた状況を客観的に見ることができなくなっているから、それができるように支援体制を整えるべきだ」ということです。いいかえれば、物理的に距離をとることではなく、「**複数であたること、チームを作ることで、心理的にゆとりを持て**」という意味なのです。

そうすれば、対応に関していろいろな知恵が出てくる可能性がありますし、困難の状況も分担できます。

熱心なサポーターは、ともすれば職場や地域で孤立する傾向があります。同僚や友人たちは、「あいつ、優しすぎるんだよねぇ」とか、「あの人、いやに入れ込んじゃっているみたいで……」と苦笑まじりに陰口をいったりします。サポーターの方もそうした気配を敏感に感じ取り、「まわりは全然わかってくれない」と、自分から率先して孤立してしまうこともめずらしくありません。そのような状況では、知らず知らずのうちに、サポーターの援助希求能力も、自傷する本人とまったく同じように低くなっているのです。

これではダメです。孤立したサポーターに支援される人はとても不幸です。それは、「**いつ綱がちぎれてもおかしくない吊り橋**」を渡らされるようなものだからです。サポーターとなる人もぜひ一人で抱え込まずに、友人や同僚、上司、カウンセラー、あるいは、地域の保健所や精神保健福祉センターに相談してみましょう。

最後にもう一度繰り返しておきます。自傷する人を支援するあなたには、自傷する人とは異なる高い援助希求能力が必要です。そして、あなたを支え、バックアップしてくれる仲間や助言者が必要なのです。

# おわりに

本書を最後まで読み通してくださり、ありがとうございます。

自傷はいまだに多くの人に誤解されており、専門的な資格を持つ援助者のなかにさえ自傷を正しく理解できていない人がいます。実際、自分を傷つけずにいられない人たちのなかには、「援助を求めたらかえって自分が傷つく結果になった」という体験をし、人に援助を求めるのをやめてしまったという人も少なくありません。とても悲しいことだと思います。

今回、私がこの本を書こうと思い立った動機は、まさにそこにあります。つまり、「自分がこれまで診察室のなかで患者さんに伝えてきた、あるいは、伝えたいと思ってきた事柄を一冊の本にしたらどうだろうか。そうすれば、人に援助を求めるのをやめてしまった人にもメッセージを届けられるのではないか」。その発想が本書の原点です。

でも、誤解しないでください。いくら「私が伝えてきたこと、伝えたいと思ってきたこと」であるからといって、それは必ずしも私のオリジナルな考えとはいえません。むしろそのほとんどは、私がこれまで診察室のなかで出会ってきた、自分を傷つけずにはいられない患者さんたちから教えられたことがベースになっています。

　私はこれまで、患者さんたちからたくさんのことを学び、あるいは気づかされてきました。そうした学びや気づきは、私のなかで長い時間かけて熟成され、少しずつ自分なりの自傷の捉え方やかかわり方へと形を整えていきました。その意味では、本書は、私が出会ってきた患者さんたちの生き延びようとする努力に負っているといった方が正しいでしょう。ですから、私が出会ってきた、かつて自分を傷つけないではいられなかった患者さんたちに対し、この場を借りて感謝を捧げたいと思います。

　とはいえ、いくら確固たる目標を持っていても、本を書きあげるのは大変な作業です。正直、何度も放りだしかけたり、不器用にしか語れない自分の文章に苛立ったり、悪態をついたりしてきました。それでも何とか一冊にまとめることができたのは、編集者である講談社現代新書出版部の堀沢加奈さんの粘り強い伴走のおかげでした。やはり心からの感謝を捧げたいと思います。

　私は、本書に書いた事柄の何かひとつでも、あなたが生き延びるのに多少とも役立つヒントとなることを願っています。そして、もしもそのヒントをきっかけにあなたが自分を傷つける生き方から回復できたとしたら、私にとってそれにまさる喜びはありません。

平成26年12月5日

松本俊彦

ブックデザイン　アルビレオ
装画　北原明日香
本文デザイン　山中　央

自分《じぶん》を傷《きず》つけずにはいられない――自傷《じしょう》から回復《かいふく》するためのヒント

二〇一五年二月一七日　第一刷発行　二〇二四年一一月五日　第一三刷発行

**著者**――松本俊彦《まつもととしひこ》



**発行者**――篠木和久

**発行所**――株式会社講談社

東京都文京区音羽二丁目一二-二一　郵便番号一一二-八〇〇一

電話　編集　〇三-五三九五-三五二一

販売　〇三-五三九五-五八一七　業務　〇三-五三九五-三六一五

**装丁者**――アルビレオ

**印刷所**――株式会社新藤慶昌堂

**製本所**――株式会社国宝社



ISBN978-4-06-219316-0　N.D.C.493.7　270p　19cm